医学人工智能实践与探索

主　　编　刘奕志　林浩添

编　　委　（以姓氏笔画为序）

王　珣　　王　婷　　王生进　　王黎明　　云东源
邓文锐　　龙尔平　　毕少炜　　刘力学　　刘西洋
刘奕志　　刘臻臻　　李王婷　　李中文　　李睿扬
杨华胜　　杨雅涵　　吴少龙　　吴晓航　　张　凯
张夏茵　　陈　卉　　陈羽中　　陈晴晶　　林卓玲
林铎儒　　林浩添　　项毅帆　　赵兰琴　　徐安迪
郭　翀　　黄　凯　　黄修城　　蒋杰伟　　赖伟翊
蔡敬衡　　黎健茵

编写秘书　项毅帆

人民卫生出版社

图书在版编目（CIP）数据

医学人工智能实践与探索/刘奕志，林浩添主编
. —北京：人民卫生出版社，2020
ISBN 978-7-117-29898-8

Ⅰ.①医… Ⅱ.①刘…②林… Ⅲ.①人工智能－应
用－医学－研究 Ⅳ.①R319

中国版本图书馆 CIP 数据核字（2020）第 045557 号

| 人卫智网 | www.ipmph.com | 医学教育、学术、考试、健康，购书智慧智能综合服务平台 |
| 人卫官网 | www.pmph.com | 人卫官方资讯发布平台 |

医学人工智能实践与探索

主　　编：刘奕志　林浩添
出版发行：人民卫生出版社（中继线 010-59780011）
地　　址：北京市朝阳区潘家园南里 19 号
邮　　编：100021
E - mail：pmph @ pmph.com
购书热线：010-59787592　010-59787584　010-65264830
印　　刷：北京铭成印刷有限公司
经　　销：新华书店
开　　本：787 × 1092　1/16　　印张：9
字　　数：225 千字
版　　次：2020 年 7 月第 1 版　2020 年 7 月第 1 版第 1 次印刷
标准书号：ISBN 978-7-117-29898-8
定　　价：98.00 元
打击盗版举报电话：010-59787491　E-mail：WQ @ pmph.com
质量问题联系电话：010-59787234　E-mail：zhiliang @ pmph.com

序 1

　　人工智能是国际科技创新的新热点和各国发力争夺的制高点，也是"十三五"国家战略性新兴产业发展规划和卫生与健康规划的重要内容。现代科技和生物医学的迅猛发展，健康大数据、云计算、物联网、人工智能、远程医疗、医疗机器人等核心技术的应用显著改变了当代医学的价值观、思维模式、诊疗策略、技术特征乃至健康医疗服务的业态。医学人工智能赋能于精准医疗、精益管理和精诚服务，将催生全新医学理念和医疗范式，重塑以健康为中心的国家健康医疗服务体系，助力"健康中国2030"目标的实现。

　　清华大学精准医学研究院也于今年启动了六大医工结合研究中心，涵盖了临床大数据、数字医疗与医疗机器人、智慧健康等多个与医学人工智能相关的重点研究领域，致力于智能医疗的探索与实践，目标是研发具有自主知识产权的高性能医疗人工智能产品，为推动我国智慧医疗发展做出贡献。

　　林浩添教授作为在智能医疗领域卓有建树的年青才俊，与刘奕志教授一起作为共同主编，组织编写了《医学人工智能实践与探索》，系统介绍了医学和人工智能的发展历史、医学人工智能的技术和应用、医学人工智能带来的机遇与挑战共三大方面的内容，对于普及医学人工智能知识和技术，建立我国医工交叉学科及人才团队，推动医学人工智能产品的研发，促进智慧医疗技术的应用和推广具有重要意义。

　　非常感谢各位编者对医学人工智能的发展和普及做出的重要贡献。相信本书的出版，会引领更多有志之士加入医疗人工智能的研发与应用队伍中，一同为实现中国乃至全球范围内的智慧医疗而奋斗。

中国工程院院士
清华大学临床医学院院长
清华大学精准医学研究院院长
清华大学附属北京清华长庚医院执行院长
2019 年 9 月 24 日

序 2

  人工智能是各个国家在 21 世纪创新发展中最重要的方向之一,而医学人工智能又是各国政府和科技人员高度重视的领域,因为它不仅代表着最现代的信息、科技,而且代表着人类对生命的呵护。临床医学很多领域是经验医学,传统的医学知识体系限制了传承和快速更新,人工智能的研发和应用大大推进了医学的现代化、精准化和智能化,为进一步解决临床复杂、疑难杂症提供了更新和更可靠的方法。

  医学人工智能尽管有很大的潜能和转化市场,但我们对新生事物的认识,不管在专业技术领域还是在临床应用转化上都还需要时间,需要普及我们的认知和临床应用,也就是说我们需要学习和掌握这门新的科学。刘奕志和林浩添两位教授主编的《医学人工智能实践与探索》,正是在医学人工智能急需学习和探索的时期问世,本书涵盖了医学和人工智能的发展历史、医学人工智能的技术和应用、医学人工智能带来的机遇与挑战三大方面的内容,该书的出版,无疑能帮助我们更好地推进学术创新发展和在临床医学中对人工智能的普及提供帮助,既是科学的引领也是科学的普及。

  我非常感谢各位编者为眼科的发展做出的贡献,让我们有机会深度学习人工智能和更好地结合各自的专业,使临床诊治水平与世界同步甚至超越世界水平。

谢立信

中国工程院院士

山东第一医科大学终身教授

山东第一医科大学附属青岛眼科医院院长

2019 年 9 月 3 日

序 3

这是一个伟大的时代，是人工智能做出巨大贡献的时代。

当代医学在科技高度繁荣下获得惊人发展。医学亦是人工智能深入应用和开发的主要领域之一，它在医学科研、医疗环节等都有重大影响。

作者较早已成为我国医学人工智能应用的实践者和探索者，通过多层次多方面的应用和研究，在眼科先天性白内障、糖尿病视网膜病变和近视等诸多眼科疾病的筛查、诊断、预测及机器人的开发等方面取得了很多成绩，具有丰富的理论和实践经验。

为了更好地普及和转化医学人工智能知识，作者以出色的创作精神，通过本书向广大读者传播和分享医学人工智能发展历史、技术和应用、机遇和挑战等三大核心内容及有关的最新信息知识及实践指导，这是非常难能可贵的。

祝贺刘奕志和林浩添两位教授主编的《医学人工智能实践与探索》面世，相信不仅我国读者，还有关注中国医学人工智能发展的广大亚非国家和一带一路国家等各国眼科医生，都能共享这份盛礼。

吴乐正

亚非眼科学会主席

2019 年 9 月 16 日

5

前　言

　　人工智能是当前我国科技发展的核心。在医学研究领域，医学人工智能展现出比传统研究方法更优良的特性，不仅具备解决复杂医疗问题的强大潜能，也助力于医学知识体系的快速更新。此外，医学人工智能的研究和应用，可将优质医疗资源进行复制并拓展，从供给侧推动新形势下的医疗改革，惠及广大人民群众。因此，普及医学人工智能知识和技术，对于推广医学人工智能产品的研发和转化，完善医学人工智能学科建设，建立一个高可及性、高质量的全民医疗覆盖体系具有重要意义。

　　作为较早进入医疗人工智能行业的研究人员，近几年与大家一同见证了医学人工智能技术的发展和医疗行业的改革和进步。在医学人工智能的热潮中，广大医务工作者表达了对医学人工智能的学习需求。众多医务人员希望了解医学人工智能的相关知识，建立正确有效的知识储备，进一步理解医疗模式的改革方向，在满足个人发展需要的同时，也期待为医疗服务的改革奉献自己的力量。

　　我们作为率先开展医学人工智能研究和应用的队伍成员，希望将我们团队医学人工智能的研究技术落地方案和成功经验，与广大医务工作者和国内外有志于推动医学人工智能发展的相关研究者和践行者进行分享。同时，我们也联合了国内外在医学人工智能的算法研究、人工智能医疗机器人制造、医学应用、行业规范和商业投资等不同领域的顶级专家，一同分享经验和教训，期盼在推动医学人工智能的研究和应用方面尽绵薄之力。本书围绕医学人工智能的发展历程及其相关重要技术展开，涉及医学人工智能的概念、医学人工智能的技术和应用、医学人工智能面临的问题与挑战等方面的内容，涵盖了医学人工智能基本技术、实践方法、学科体系建设等多层次多角度的知识信息，以满足广大医务工作者的学习和发展需要。

　　本书由国家重点研发计划项目"常见致盲、致畸、致死疾病的人工智能筛查诊断系统研发和临床试验"（项目编号：2018YFC0116500）支持，在编写过程中得到了许多同行专家和朋友的热情帮助，获得了人民卫生出版社的大力支持，在此一并表示感谢。书中可能有一些不成熟以及可以进一步推敲的地方，还恳请广大读者批评与指正。

刘奕志　林浩添

中山大学中山眼科中心

2019 年 10 月

目　录

第三篇　医学人工智能的发展动力、体系建设及新进展

第四篇　医学人工智能面临的问题和挑战

第一篇
医学人工智能的概念

第一章　人工智能在医学领域的发展过程

第一节　早期的探索

医疗领域目前最突出的问题，是医疗资源的诊治水平和资源数目不能满足日益复杂的疾病和不断增长的患者的需要。长期以来，大多数国家和地区对医生的需求量有增无减。近年来，一部分国家进入了老龄化社会，一部分国家因为饮食习惯和环境变化导致慢性病和肿瘤疾病高发，因此各国对高水平医生的需求也在不断加大。从以往的观念来看，要解决高水平医生的短缺问题，主要通过增加医生的培养数目，延长医学生的培养周期。但是，人类医生的培养周期本身就比大多数其他职业的培养周期长，延长培养周期意味着延缓就业，不仅增加了医学生的生活压力，而且减慢了医生数量的供给。此外，培养条件限制了一定时间内能培养医生的数目，而盲目增加培养数量又会导致培养质量的下降。这些因素相互牵制，所以医疗供需关系不平衡的问题短时间内难以解决。于是，人们开始寄希望于机器人，希望通过机器人辅助医疗来实现医疗环境的改革。因此，人工智能与医学的相遇，是人工智能诸多应用场景中最有实际社会价值的一个，也是最重要的一个。

人类开展的最早一批的医疗领域的人工智能尝试，出现在 20 世纪 70 年代。1972 年，英国利兹大学的 Tim De Dombal 和 Susan Clamp 发明了世界上的第一个医疗支持计算机系统，它被称为 AAPhelp，运用了 Bayesian 算法，能够诊断出患者腹痛的原因。在 De Dombal 等人的训练下，1974 年，AAPhelp 的准确率已经超过了高级医师，甚至能够与最高级的医疗咨询师比肩。在此研究的启发之下，随后的整个 70 年代，多家实验室开始了医疗计算机系统的研发，产生了很多新的成果。1974 年，匹兹堡大学研发出用于内科复杂疾病的辅助诊断的医疗支持计算机系统，它被称为 INTERNISTI。当时，INTERNISTI 的价值受到了高度重视。在随后的 80 年代，研究人员在其基础上开发了 CADUCEUS 和 QMR（Quick Medical Reference）系统。这两套系统被用于医院，是研究人员对医学人工智能产物首次进行的商业化尝试。此后，斯坦福大学于 1976 年研发了 MYCIN 系统，此系统用 LISP 语言写成。这款人工智能系统基于专家系统，通过医生输入一些和患者相关的信息，从而能判断患者所感染细菌的种类，结合不同抗生素的抗菌谱，给出建议使用的抗生素。该系统运作的核心是医生给出的大约 600 条诊断规则。医生可以依照患者所对应的实际情况，按一定的顺序回复系统显示的问题，系统就能根据医生的反馈，自动推断出患者可能感染的细菌类别，并且给出概率排序和置信度，同时附上每一类诊断的依据。根据研究显示，MYCIN 的诊断算法在所有的测试样例中达到了 69% 的准确率，要高于依据相同的规则进行诊断的医生。此外,优秀的医疗计算机系统还包括罗格斯大学研发的 CASNET/Glaucoma 系统,麻省理工学院研发的 PIP、ABEL 系统,以及斯坦福大学研发的 ONCOCIN 系统等(图 1-1-1)。

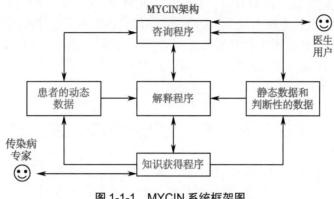

图 1-1-1　MYCIN 系统框架图

　　人类雄心勃勃,新的医疗计算机系统不断产生,然而正如我们所看到的一样,在人工智能早期发展之后的很长一段时间里,实际应用于医疗领域的人工智能仍十分有限,所谓的机器替代人来给患者看病的场景仍只是出现在憧憬之中。与此同时,在人工智能纳入医疗领域的实践过程中,其局限性也逐渐凸显。简而言之,就是要将新的人工智能系统整合到已有的系统之中,并且要让医生愿意去接受、去使用人工智能。然而对于人工智能可以辅助医生,使临床服务质量得到改善、使工作效率得到提升这一点,当时的医生甚至研究人员都抱有怀疑态度。

第二节　曲折的发展

　　尽管医疗领域的人工智能早期的大多数探索都并不算成功。不过,当时的研究人员认为,发展的困境是由医疗的高度复杂性导致的,突破困境的高难度并没有阻止研究人员继续探索医学人工智能的热情。实际上,将人工智能技术应用于医疗领域的尝试与探索,随着人工智能技术的潮起潮落,也经历了一段长期且曲折的艰辛历程。自 20 世纪 80 年代开始,有一些商业化应用的系统开始出现,比如 DXplain 系统(由哈佛医学院开发)等,这一类系统主要是根据临床表现来给出患者可能罹患的疾病。当时 DXplain 的知识库中,收录了 5 000 多种症状和 2 200 种与之存在对应关系的疾病。同时期,我国的医学专家系统也开始进入研究阶段。到了 20 世纪 90 年代,计算机辅助诊断(computer aided diagnosis,CAD)系统开始出现,可以帮助医生对疾病进行辅助诊断。其中最早出现的乳腺 X 摄影计算机辅助诊断系统,经过欧美研究人员近 20 年的研发,已经较为成熟。然而,这些新研发的系统仍然难以取得有效的临床应用效果以及社会效应,这一局面终于引起了研究人员的反思,引起了医学人工智能的学者新一轮的思考与总结。

　　具体来说,医学人工智能的曲折发展时期经历了以下几个方面的挑战:一是智能框架的挑战。因为当时学界认为人与人工智能的区别在于人类实现任务的过程是一种启发式、表象、模糊的处理方式,而人工智能则更像是一种逻辑的、理性的、刻板的处理。对于当时的智能框架而言,人类这样一种复杂而且抽象的思考过程是很难模拟的。二是来自社会学的挑战。社会学存在一种观点,认为人工智能并没有考虑到社会文化层面的因素,也没有顾及情感对人类认知过程的影响，从这个角度来看，人工智能反而阻碍了计算机对诊疗过程进行深层次理解。三是现象学与解释学的挑战。现象学存在一种观点，认为电脑没有考虑到人类在进行思考、建立认知时的主观意志。计算机，尤其是早期建立在物理符号加工模式之上的计算机，并没有将人类意识的现象性、意向性和内省性等考虑在内。除此之外，解释学虽然认同人工智能所注重的实验性和实证性，但同时也提出，人工智能的理论概况和可解释性仍有待加强。曲折发展时期医学人工智能所积累的试错经验与思考，实际上为接下来的医学人工智能突破埋下了一个大的伏笔。

第三节　全新的征程

近 10 年来，随着人工智能算法、医疗数据信息化以及高性能计算机器的飞速发展，医学人工智能迎来了黄金发展时期，开启了一段全新的征程。一方面，传统机器学习算法逐渐被含有多隐层的深度神经网络取代，这一跨时代的算法更能立足于现实：我们可以将大量的样本输入计算机，如病例等，然后通过特定算法确定作为网络中的各"神经元"的连接权重，最终获得成熟的"神经网络"。这种方法具有类似于人脑联想、并行处理和容错的功能，由于借鉴了人脑储存知识的方式，医疗诊断系统的水平也随之提高到一个新高度。另一方面，现有的云服务器与并行计算技术得到了长足的进步，得以提供亿万浮点的高性能计算服务。深度学习的神经网络极为复杂，以残差网络为例，神经网络的中间隐层就可以超过 151 层。其次，每一层的神经元数量都可以达到百万级，这需要非常强大的计算资源给予迭代拟合的支撑，高性能计算服务的不断发展给予了深度学习神经网络强大的设备支持。最后，医疗数据的全面信息化为医学人工智能提供了最重要的原料。人工智能算法需要对来自真实世界的医疗数据进行学习，并挖掘和总结其规律，以实现特定的功能。自互联网以及数据库技术成熟和发展以来，大部分医疗机构已经从以往的纸质文档更新为了电子化的管理系统，并将日常产生的医疗数据以可自动化提取的模式储存于数据库中，这无疑在很大程度上推动了医学人工智能的研发与应用。

医疗人工智能是时代发展的产物，在改善全球医疗环境的同时，促进了时代更好的发展。医疗人工智能发展到如今，持续突破，硕果累累。当前，医疗人工智能的发展水平尽管从质与量上在实现完全满足医疗环境与患者需求方面仍然任重而道远；但在未来，医疗人工智能的发展将会愈发蓬勃繁荣，令患者、医生满意的医疗环境由空想变成现实的进程也会越来越快。

（林浩添　龙尔平）

参 考 文 献

[1] Eslami S A, Jimenez, Rezende D, et al. Neural scene representation and rendering. Science, 2018, 360 (6394): 1204-1210.

[2] Wang J X., Kurth-Nelson Z, Kumaran D, et al. Prefrontal cortex as a meta-reinforcement learning system. Nat Neurosci, 2018, 21: 860-868.

[3] Banino A, Barry C, Uria, B, et al. Vector-based navigation using grid-like representations in artificial agents. Nature, 2018, 557(7705): 429-433.

[4] Arneodo E M., Penikis, K B., Rabinowitz N, et al. Stimulus dependent diversity and stereotypy in the

output of an olfactory functional unit. Nat Commun，2018，9（1）：1347.

[5] Qi S，Hassabis D，Sun J，et al. How cognitive and reactive fear circuits optimize escape decisions in humans. Proc Natl Acad Sci U S A，2018，115（12）：3186-3191.

[6] Pereira F，Lou B，Pritchett B，et al. Toward a universal decoder of linguistic meaning from brain activation. Nat Commun，2018，9（1）：963.

[7] Guerguiev J，Lillicrap T P，Richards B A. Towards deep learning with segregated dendrites. Elife，2017，6：e22901.

[8] Stachenfeld K L，Botvinick M M，Gershman S J. The hippocampus as a predictive map. Nat Neurosci，2017，20（11）：1643-1653.

[9] Hassabis D，Kumaran D，Summerfield C，et al. Neuroscience-Inspired Artificial Intelligence. Neuron，2017，95（2）：245-258.

[10] Kirkpatrick J，Pascanu R，Rabinowitz N，et al. Overcoming catastrophic forgetting in neural networks. Proc Natl Acad Sci U S A，2017，114（13）：3521-3526

[11] 林中路. 人工智能发展的历程［EB/OL］，http://www.360doc.com/content/15/1011/10/11966583_504830081.shtml，2020/02/16.

第二章　医学人工智能的定义、特征及范围

═══ **第一节　医学人工智能的定义** ═══

人工智能的定义是让机器像人一样思考和行为。同理，医学人工智能可以定义为通过算法和软件来模仿医疗人员的思考和行为模式，让机器也可以进行医疗人员的工作。机器通过医疗大数据和机器学习吸收医疗人员的经验，学习如何对患者进行诊断和治疗，可以承担医疗人员的工作，解放医疗人员的双手和大脑，让他们从事更高价值的工作，同时可以让稀缺的高质量医疗资源普及到更多的地方。

═══ **第二节　医学人工智能的特征** ═══

与传统人工会诊相比，医学人工智能具有其相应利弊。一方面，人工智能的强大表现在以下四个特征：

一、高效率

在达到专家级医生的准确率的前提下，计算机读片、分析及诊断的速度要远远高于人类医生。在 2018 年 6 月全球首次举办的神经影像人机大赛中，人工智能对抗 25 名医生专家组成的团队，仅用了人类专家一半的时间便完成了整个比赛，并以 87%、83% 的准确率，在两组对抗中分别战胜医生战队 66%、63% 的准确率。随着硬件性能的不断提升和算法的不断优化，这个差距还会不断扩大。除此之外，人工智能不会疲倦，可以每周 7 天、每天 24 小时不停工作。人工智能的高效还可以缩短患者得到检查结果的时间，优化患者看病的流程，提高医院的效率。

二、高普惠度

当一个医学人工智能模型被训练好之后，它的软件及参数可以被复制到多台机器上，使每一台机器都获得同等的人工智能，又或者以云计算的方式部署，通过互联网的方式让全世界接通网络的地区都能使用。这种复制或通过云平台共享的成本相对低。相比之下，培养一位医生需要多年的教育与培训。成为注册医生后，该医生也只能服务一定地域范围内一定数量的患者。而人工智能模型则可以被大规模大范围地复制，使更多地区更多数量的患者接受高质量的医疗。

三、高客观度

不管一位医生如何尽职，他的判断还是会受各种生理及心理因素的影响，而人工智能只会对客观事实作出判断，除了从训练得到的参数外不会掺杂其他因素。同样一个案例，同一个人工智能系统得出的结论不会改变，而医生可能受生理心理因素影响，对同一个案例作出不同的结论。而且医生作的结论很多时候是对客观事实作出分析后的主观判断，根据其经验不同，判断也会出现偏差。而人工智能通过从海量数据中总结规律，可以降低不同经验对判断的影响。

四、永久有效且不断更新的知识体系

一位医护人员一辈子不论积累了多少知识和经验，终有一天需要解甲归田。虽然知识可以不断传承，很多经验仍需要实际接触才能掌握。人工智能一大优点是经过训练后积累下来的经验会成为参数保存在电脑里，可以进行备份，永久不会失效。并且随着更多训练数据的不断加入，准确率还可以不断被提升。

另一方面，与人工会诊一样，人工智能也存在如下局限。

五、高数据依赖度

人工智能虽然强大，但并不是没有缺点。因为人工智能是从收集到的大量数据中归纳出规律，如果数据质量不高，抑或数据量很少，可能无法训练出有用的人工智能模型。而医疗数据的采集需要考虑患者隐私和征得患者同意，一些疑难杂症的样本数量稀少，只能花费长时间来累积数据。而且数据也必须准确标记，否则会增加模型产生误判的可能。而数据标记是一个耗时耗力的工作。

除此之外，人工智能还可能对训练数据产生耦合性。如果训练数据全部来自某种特定型号的仪器或者某个特定人种，则训练出的模型可能会对该型号的仪器或人种产生耦合，影响它在其他仪器或人种作出判断的准确性。这些是我们在设计人工智能模型和收集训练数据的时候必须要注意的，而且要尽可能消除训练数据中可能隐藏的偏差。

六、低人机交互度

对患者进行治疗的时候，医生除了对病情作出准确的判断外，还要顾及患者的情绪和实际情况，酌情制订治疗方案。这需要对患者的精神和心理状况有比较准确的把控。目前人工智能还不具备这种能力。希望不远的将来，这种情况能够被改善，医学人工智能可以和患者有比较好的交互。

七、低自主研创度

人工智能目前擅长的是经验性的工作，例如根据从数据中提取出的规律作出预测。虽然生成对抗网络等新的算法一定程度上赋予了人工智能进行创造性工作的可能，这些新算法如何被应用到医学人工智能上还有待考究。而且医生除了对患者进行诊断和治疗外，还肩负着进行医学研究的任务，例如寻找研究方向，制订研究方案，设计实验等。目前并没有迹象表明人工智能可以主导这方面的工作。

第三节 医学人工智能的范围

医学人工智能的范围十分广泛,凡跟人的身体健康有关的各个方面都可以涉及,包括疾病的诊断,疾病的预防,疾病的治疗,健康管理,健康大数据,药物研发,还可包括提高医生和医院的工作效率,优化患者的就医流程等。

一、疾病诊断

2016年,日本一位60岁的老妇人在东京大学接受了白血病治疗后病情并无好转。束手无策的医生向IBM公司的Waston人工智能求救。Waston人工智能在10分钟里对比了超过2 000份癌症研究报告,诊断出该老妇所患的是一种罕见的退行性白血病,并给出了合适的治疗建议。沃森通过学习300多份医学期刊、200余种教科书以及近1 500万页的文字建立知识图谱,可以对药物选择及用药方案提供建议。

先天白内障是幼儿罕见病、疑难病,同时兼具急性病与慢性病的特征,需要及时手术干预从而避免终生的视觉剥夺,术后需要严格随访,及时处理并发症。中山大学中山眼科中心在2017年研发了先天白内障人工智能诊断系统CC-Cruiser。CC-Cruiser通过深度卷积神经网络分析患者的裂隙灯照片,判断患者是否患上先天性白内障。在与专家级、中级、新手眼科医生的人机对抗中,CC-Cruiser的诊断准确率超过90%,与专家级眼科医生相当。目前CC-Cruiser已部署到基层医院,把专家级的白内障诊断带到基层,有望改变基层医院患者少,甲级医院人满为患的医疗困境。

2017年1月份,斯坦福大学公布了一项研究。参与该研究的研究人员使用了接近13万张图片,通过深度学习技术研发出了可以根据照片检测皮肤癌的人工智能系统。患者只需用手机拍下疑似病灶的皮肤区域,便可得知该区域是否可能是皮肤癌。斯坦福大学的研究人员将该人工智能系统与21位认证皮肤专家比对,发现该人工智能系统的表现与专业皮肤医生相当。

二、疾病的预测

谷歌研发的人工智能系统可以根据受试者的身体状况和医疗报告预测他自然死亡的时间,准确率高达95%。同样的技术也可以应用在其他一些疾病的预测上,例如一个普通人可能患上阿尔茨海默病、心血管疾病或者癌症的时间。英国诺丁汉大学的研究人员研发出的一套人工智能,通过分析受试者22种身体数据,可以预测该受试者在未来10年内可能患上心血管疾病的风险,准确率达78%。在知道可能患上某些疾病的风险后,受试者可以对症下药,通过一些预防措施来延缓这些疾病的发生。

三、药物研发

药物研发是一个资本密集型的工作。传统药物研发过程涉及大量的模拟测试,周期长,成本高。人工智能可以应用在药物研发中新药发现和临床试验的阶段。在药物发现的阶段,人工智能可以从海量论文中寻找可能的靶点,通过计算机视觉筛选先导物,还可以优化先导物结构。在临床试验阶段,人工智能可以用于筛选和招募志愿患者和管理受试患者,提醒他们按规定服药。据估计,人工智能可以为药厂减少一半的研发经费。

四、医疗器材升级

现有的医疗检查仪器大部分只具有成像功能,不具备诊断功能。随着人工智能的开发,诊断功能可以被整合进医疗器材里,升级医疗器材。谷歌在研发了根据病理片判断癌细胞扩散的人工智能后,把该人工智能结合增强现实技术整合进了显微镜里。这种具备人工智能的显微镜在医生观察病理片时,会自动把可疑病灶区域圈出。病理科医生在阅片时可以重点观察可疑区域,大大节省病理科医生阅片的时间并降低了他们的工作负担。

五、健康管理

随着硬件设备的小型化,我们有越来越多的可穿戴设备可以随时监测我们的身体数据,例如可以检测心率及睡眠质量的智能手表、手环及戒指等。随着硬件科技的不断进步,未来还会有更多的功能可以融入这些设备。这些设备可以随时监测我们的身体状况和提供有用的健康信息,还可以结合人工智能预测用户目前和将来可能会出现的健康问题,提醒用户提早预防这些健康问题,提高用户的生活质量。保险公司和部分符合条件的企业也可以合理利用这些数据,以提供更人性化的保险及健康服务。

六、心理健康的诊断与治疗

人工智能还被应用在心理疾病的诊断和治疗上。常规的心理治疗,医生需要对患者进行数次访谈,根据经验判断病情,受主观因素和经验的影响较大。IBM 公司的计算精神病学和神经成像研究小组训练的人工智能模型通过分析受试者的语言模式,可以预测受试者罹患精神疾病的风险,准确率达到 83%。而 NeuroLex Diagnostics 公司的人工智能同样通过分析受试者的语言模式,帮助医生筛选出可能的精神分裂症患者。

北卡罗来纳大学的研究人员开发了可以根据儿童的大脑扫描、脑表面面积、脑容量和性别预测该儿童患自闭症概率的人工智能,准确率达 81%。而医生所使用的基于儿童行为的传统诊断手段的准确率只有 50%。

除此之外,人工智能还被应用在心理辅导上。有数据显示,50% 的美国大学生表示他们患有焦虑症或抑郁症。由斯坦福大学研究人员所创立的 Woebot 公司尝试利用聊天机器人来疏导学生的心理问题。在一项研究中,参加研究的学生表示在使用 Woebot 聊天机器人 2 周后,他们的抑郁症状减轻了。

七、手术机器人

提到手术机器人,大家首先想到的可能是达·芬奇手术机器人。作为手术机器人的鼻祖,达·芬奇手术机器人在软组织微创手术的能力是有目共睹的。但是达·芬奇机器人需要由多位医生来控制,并不具备独立完成手术的能力。由美国 Children's National Health System 设计的 STAR(Smart Tissue Autonomous Robot)机器人整合了人工智能,具备进行半自动软组织手术的能力。STAR 根据医生预先设定的标记,可以自主地完成软组织缝合手术。另外口腔修复学专家赵铱民教授联合了空军军医大学口腔医院与北京航空航天大学机器人研究所共同研发了世界首台自主式种植牙手术机器人。

八、优化医疗系统

人工智能还可以被应用于提高医生和医院的效率和优化患者就医流程。放射科、外科、口腔科医生在处理患者时，难以空出双手来书写病历，电子语言病历通过语音识别根据医生的口述自动录入病历内容，解放医生的双手来进行更有价值的工作。

人工智能可以预测一位患者是否需要住院和住院时间等，医院可以根据这些信息对病房进行合理调度，增加病床的使用率，保证患者的住院质量。导诊机器人可以根据患者的病情做初步诊断，指导患者到相应的科室就诊，缩短其就诊时间。如果患者病情较轻，还可以分流患者，减少医生的工作量，提高医生的工作效率。

九、急重症患者监护

急重症加强监护病房的患者往往命悬一线，专业医疗人员 24 小时轮流看护，并需要大量专业仪器监视。然而专业护理人员数量有限，监视仪器收集了大量数据并不能相互共通，医护人员很难监视所有情况和分析迅速积累的海量数据，导致这些数据变成无用数据。一家新泽西州的医疗人工智能公司 Autonomous Healthcare 设计了急重症加强监护病房专用的人工智能，可以 24 小时不断从监视仪器获取患者生命信息，并根据患者体征判断患者的情况，目前已经可以在不需要医护人员干预的情况下，自主调节患者的呼吸和循环系统。如果全方位的急重症监护病房人工智能可以得以实现，不但可以大大降低急重症病房监护人员的工作负担，甚至可以帮助患者更快地康复，减少患者在重症病房的时间，并减轻他们的经济负担。

十、老年人家庭护理

据统计，我国 60 岁及以上的人口已达 2.41 亿人，占总人口 17.3%，其中有近一半是独居或空巢。这些独居老人一旦发生意外，连呼救都十分困难，有时甚至数天才被人发现。人工智能系统可以通过事先安装的摄像头观察住所里的老人有没有发生意外。如果发生了意外可以自动报警，让受伤的老人及时获得救助，确保他们的生命安全。苹果最新推出的 iPhone 手机也集成了类似的功能，通过手机上的陀螺仪检测用户是否跌倒，如果长时间跌倒没有起来的话会自动报警。

十一、保护医疗数据安全

医疗数据的完整性关系到患者的生命安全。如果一个患者的医疗数据被黑客随意篡改，医生和医学人工智能很可能会根据错误的信息给出错误的诊断和治疗方案，可能耽误患者的治疗，甚至可以威胁患者的生命。沙特国王大学的研究人员利用机器学习，让计算机可以自动检测被篡改过的医疗影像，保证了医疗影像的数据完整性，增加患者的安全。

随着医疗系统的电子信息化，医院的运作十分依赖计算机系统的正常运行。如果一旦遭到黑客入侵，不但患者的个人信息可能被窃取或篡改，医院也可能无法正常运作。人工智能可以用于网络安全，发现黑客入侵，保护医院的电子系统不受破坏。

（郭　翀　黄修城）

参 考 文 献

[1] 亿欧智库. 2018 中国医疗人工智能发展研究报告［C］. 上海 2018 智能＋新商业峰会——智能＋大健康会议报告集. 2018

[2] 蛋壳研究院. 2017 医疗大数据与人工智能产业报告［DB/OL］. 2017 http://www.docin.com/p-2032578689.html

[3] Long E，Lin，H，Liu Z，et al. An artificial intelligence platform for the multihospital collaborative management of congenital cataracts. Nature biomedical engineering，2017，1（2）：0024.

第二篇
医学人工智能的实践方法

第三章 医学人工智能的基础：大数据和机器学习

═══ 第一节 大数据概述 ═══

一、大数据简介与特性

数据是人类测量客观世界的产物。随着测量手段以及科学技术的进步，数据产生方式发生了巨大的改变，数据量实现爆炸式增长，变成了"大数据"。2011 年，麦肯锡咨询公司发表研究报告 *Big data: The next frontier for innovation, competition, and productivity*（《大数据：创新、竞争和生产力的下一个新领域》），报告阐述了数字、数据和文档的爆发式增长状态，并分析了大数据相关的经济活动和业务价值。2012 年之后，大数据逐渐获得业界的重视。2012 年 3 月，白宫网站发布 *Big Data Research and Development Initiative*（《大数据研究和发展倡议》）；4 月，第一家大数据公司 Splunk 在纳斯达克上市；7 月，联合国发布大数据政务白皮书。2015 年，国务院印发《促进大数据发展行动纲要》，明确提出要推动大数据的发展和应用，大数据正式成为中国国家发展战略。

主流观点认为大数据的特点可以归结为四个"V"。第一个"V"是 volume，即数据量巨大。目前人类社会的数据集规模已经达到 PB 甚至 EB 和 ZB 级别。第二个"V"是 velocity，即处理速度快。大数据经常以数据流的形式实时快速地产生，因此需要快速地响应与处理。第三个"V"是 variety，即数据类型繁杂。常规数据一般都是结构化数据为主，通常由一个二维表格呈现。然而大数据包含更多的是非结构化数据，如图片、音频、视频等。第四个"V"是 veracity，即真实性，代表数据真实无误并可作为正确决策的依据。

二、数据质量与数据预处理

"大数据"也是数据，数据的价值在于背后的信息集，因此需要运用各种方法对大数据进行分析与挖掘，并获取蕴含其中的有价值信息。然而现实世界中的数据都会存在各种问题，影响了数据本身的质量。常见的数据质量问题包括数据不一致、异常值、缺失值。数据不一致常见于多个数据源（库）合并。例如同一人在不同数据库中由于编码或格式的不同导致被错误认为是不同的人。异常值是指少部分个体的取值偏离总体范围。单指标的异常值可以通过散点图、箱线图等手段发现，然而多指标体系下的异常值并不能通过直观判断发现。缺失值常见于医学数据，例如在追踪研究当中，患者由于各种原因不再复诊，导致数据缺失。

为了提升数据质量以获得更好的分析结果，在数据分析之前需要进行数据预处理。数据预处理主要通过插补缺失值、识别或删除异常值等手段解决数据质量问题。另外，数据预处理也会通过数据变换的方式对原始数据进行适当的转换以满足进一步数据分析的要求。

第二节　机器学习概述

一、机器学习简介

机器学习是人工智能的重要组成部分，其核心思想是"使用机器（主要是指计算机）模拟人类学习活动，从经验中学习并获得新的知识或技能"。在数据分析这个领域，机器学习可以理解为从已有的样本（数据）中"学习"并建立一套有效的法则（算法）从而对新的样本（数据）进行更有效的处理。机器学习领域通常把问题分成两大类：有监督学习（supervised learning）和无监督学习（unsupervised learning）。有监督学习是指已有的样本（数据）已经包含自身的特征变量（自变量）及正确的响应变量（因变量）；无监督学习是指已有的样本（数据）不包含因变量。有监督学习和无监督学习有着截然不同的目标。有监督学习的分析目的比较明确，即建立或寻找一个特定的法则（函数）使得可以通过这些自变量得到因变量的预测；而无监督学习的目的是寻找数据集自变量的自有特性，例如数据集的结构，是否存在异常值等。从应用的角度来看，分类问题（如判别分析）属于有监督学习的范畴，而主成分分析、聚类分析、因子分析则属于无监督学习的领域。

二、分类模型简介

机器学习涉及众多的模型及算法。由于医学中经常遇到分类问题，因此本章会重点介绍机器学习中的分类模型（算法）。分类模型的具体描述如下：假设整个总体（人群）可被分成 K 个类别（组、子总体），记为 $G_1, G_2, ..., G_K$。总体中的每个个体都属于且只能属于其中一个类。记每个个体有 r 个特征值，并构成特征向量为 $X=(X_1, ..., X_r)$。这些特征值可以是个体的身体指标、检查结果等数据，并认为可以通过这些特征值区分个体的类别。分类模型有两个任务：①通过已知的样本数据构建分类法则（分类器）；②通过构建的分类器对新的样本数据进行分类。

由于分类模型众多，因此评价分类模型的准确性并选择一个合适的模型是机器学习中一个很重要的问题。人们通常使用预测误差作为分类模型准确性的评价指标。预测误差是指分类模型的误判概率，具有较小误判概率的模型具有较高的精度。然而在实际中预测误差是待估计的未知量。最简单的方法是采用再代入误差（re-substitution error）作为预测误差的估计。具体计算方法是：①从数据集中"学习"建立分类器；②把该分类器重新应用在数据集中，并记录该分类器在数据集中的误判比例，此误判比例即为再代入误差。从上述描述可以看出，在计算再代入误差时数据集被用了两次：第一次用于建立分类算法，第二次用于计算预测误差。这个数据集重用的问题会导致再代入误差的值要小于真实的预测误差，从而使得应用者高估了分类模型的精度。

为了更准确地计算预测误差，一个解决方法是在原有数据基础上收集新的数据，利用原有数据建立分类算法，利用新的数据计算预测误差。然而收集新的数据需要耗费更多的时间和金钱。更有效的方法是把原有的数据分成两部分，其中一部称为训练集，用于建立分类器；另外一部分称为测试集，用于计算预测误差。这种方法使得建立分类器和计算预测误差的过程是基于不同的数据集，从而有效地避免了数据重用的问题。一般而言，对于较大的数据集，可以使用其中的 70%～90% 作为训练集，剩余的作为测试集。

如果数据集规模不大以致训练集的样本量不足以支撑建立分类器，可以使用交叉检验（cross-validation）的方法计算预测误差。具体方法如下：①把数据集随机地等分为 L 个部分，记为 $D_1, D_2, ..., D_L$；②使用 $D_2, D_3, ..., D_L$ 作为训练集建立分类器，使用 D_1 作为测试集计算预测误差，记为 E_1；③使用 $D_1, D_3, ..., D_L$ 作为训练集建立分类器，使用 D_2 作为测试集计算预测误差，记为 E_2；④以此类推得到 $E_1, E_2, ..., E_L$，并计算 $E_1, E_2, ..., E_L$ 的平均值作为预测误差的估计。一般来说 L 的数目可以取 5 或 10。

预测误差是评价分类算法准确性的重要指标。一般而言，复杂度越高的模型预测误差会越小，然而，盲目追求预测误差最小的分类模型会导致过拟合（overfitting）的问题。过拟合问题具体表现是模型在训练集表现很好，但在测试集表现很差。为了避免过拟合的问题，应用者需要在模型的预测准确性和复杂度之间取得平衡。在实际的数据分析中，一个较常用的准则是奥卡姆剃刀原理，即在不损失太多模型准确性的前提下更偏向于使用较为简单的模型。

三、无监督学习方法简介

本章的第三节会较为详细地介绍几种分类模型，这里简单地对几种无监督学习方法进行回顾。

（一）主成分分析

主成分分析（principal component analysis）是特征变量降维的重要手段，可应用于有损数据压缩，模式识别和图像分析。主成分分析主要是通过原始变量的正交变换得到新的综合变量，称为主成分，并按照主成分的方差降序排列。一般情况下，首几个重要的主成分已经能包含原始特征变量的大部分信息，因此可以达到降维的效果。除了数据降维之外，主成分分析还可以通过各个主成分的得分散点图探索数据的重要特征。在高维的情况下检测离群点的存在是非常困难的。然而通过几个重要主成分的散点图可以检测大部分的数据是否落入线性空间内，也可以用于检测离群点。另外，若某个主成分的方差为零或接近零表示此主成分几乎为常数，可以说明变量有共线性。

（二）聚类分析

聚类分析（cluster analysis）是典型的无监督学习方法，用于寻找数据的内在结构。聚类分析通过"物以类聚、人以群分"的思想，把相似的样本合并成为一类，并进一步研究同一类和不同类之间的异同。聚类分析与分类问题最大的区别在于现有数据并没有分类标签，也就是说在进行聚类分析之前并不知道哪些样本是同一类，甚至不知道类的数目。常用的聚类分析方法有系统聚类法和快速聚类法。聚类效果可以用轮廓系数（silhouette coefficient）和轮廓图（silhouette plot）刻画。

（三）因子分析

医学中经常会遇到"不可观测变量"，即"潜变量"。潜变量是人们为了解释和分析现象而提出来的"概念变量"，其主要特点是不能被直接观测，而是需要若干个指标间接反映其特性。例如医学中的"脂肪"就是潜变量，它并不是由单一变量刻画，而是需要通过患者的"总胆固醇""高密度蛋白"和"甘油三酯"三项指标刻画。因子分析（factor analysis）是研究潜变量的重要手段。因子分析主要分为探索性因子分析和验证性因子分析。探索性因子分析主要用于发掘变量结构，探索哪些可观测变量可以归结为潜变量。验证性因子分析是因子个数及与可观测变量的关系都已经确定，主要验证所提出的变量结构是否吻合数据。

第三节　常用分类模型介绍

本节主要介绍机器学习中的几种常用的分类模型：贝叶斯判别分析、支持向量机、分类树及随机森林。

一、贝叶斯判别分析

贝叶斯判别分析（Bayesian discriminant analysis）首先假设个体属于某个类别 G_k 的先验概率为 π_k。先验概率是指在没有任何的数据支持下单个个体属于某个类别的概率。由于在特定的分类问题（例如罕见病的判断）中，即使没有做任何的检查，我们也不会等概率地判断某个个体属于某个特定类别。例如在判断个体是"有某种癌症（G_1）"或"没有某种癌症（G_2）"时，在没有做精确诊断（收集数据、建立分类器）之前，可由长期经验得：$\pi_1=0.01$，$\pi_2=0.99$。引入先验概率能有效地把专业认知纳入到判别分析中，从而得到更为精确的判断。在没有任何历史资料和经验时，π_k 的值可以取等概率（$\pi_k=1/K$）或者由训练样本中各类个体所占的比例计算所得。

贝叶斯判别分析需要计算个体属于每个组别的后验概率，即在现有的数据支持下单个个体属于某个类别的概率。为了计算后验概率，一般假设个体属于 G_k 时服从多元正态分布 $N[\mu_k,\Sigma_k]$。在以上假设下，可以通过贝叶斯公式计算个体属于每个组别的后验概率，并根据后验概率的大小判别个体的所属组别。此后验概率可以看作贝叶斯判别分析的分类器。而进一步可证明：若各个组别的正态分布 $N[\mu_k,\Sigma_k]$ 中的协方差矩阵 Σ_k 都相等，分类器为 X 各分量的线性函数，因此该判别称为线性判别分析（LDA）；而若协方差矩阵 Σ_k 不全相等，判别函数为 X 各分量的二次函数，因此该判别称为二次判别分析（QDA）。

logistic 回归也是一个经典的分类模型，并与判别分析有相似之处。然而基于正态分布假设的判别分析和 logistic 回归的区别如下：① logistic 回归并无数据分布的假设，因此若数据不服从正态分布，logistic 回归分类模型比基于正态分布假设的判别分析更稳健；②若数据存在离群点，基于正态分布假设的判别分析表现较差，而 logistic 回归受离群点的影响较小；③在渐近（样本量趋于无穷）的情况下，基于正态分布的判别分析比 logistic 回归更有效。

二、支持向量机

支持向量机（support vector machine）是在 1992 年提出的算法，在之后的 20 多年里吸引了众多机器学习领域研究者的兴趣，并在手写识别、文字识别、基于基因组数据的癌症分类等问题上有着广泛的应用。

支持向量机主要应用在二分类问题（$K=2$），其核心思想是根据已知样本（数据）建立超平面，使得两类样本"完全分开"并且基于这个超平面两类样本有着最大距离（间隔）。图 3-3-1 是支持向量机的一个简单示例。由图中可见，直线 S_1 和 S_2 都不能让两类样本完全分开，而直线 S_3 和 S_4 则可以。然而除了 S_3 和 S_4，还有无数条直线使得两类样本"完全分开",支持向量机通过线性规划算法,可以找到"最优"的直线,使得在这条直线的分割下,两类样本有着最大的距离。

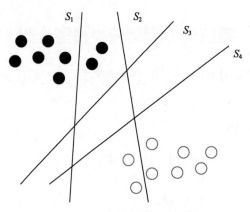

图 3-3-1　支持向量机示例图

图 3-3-1 描述的是线性可分的情形,即样本可通过直线分割。然而并非所有的样本都可以通过直线分割。支持向量机的最大创新是通过核函数方法把原始样本数据映射到更高维的空间,使得样本在更高维的空间上"线性可分"(当然这种情况下并非由直线而是由超平面分割)。常用的核函数有多项式核函数、高斯核函数、拉普拉斯核函数等。应用者可以通过已有的文献确定使用哪一种核函数。如果没有任何的先验或历史信息,一般建议使用高斯核函数。然而对同一核函数,不同的参数取值都会影响支持向量机的模型精度,因此可以通过交叉检验等方法估计预测误差从而选择最优的模型参数。

三、分类树及随机森林

(一)分类树

分类树(classification trees)是一种递归的算法。分类树的顶端称为根节点,此节点包含了所有的样本。根节点根据一个布尔问题的答案(是或否)分裂成两个节点,这两个节点称为根节点的子节点,各自包含数据的一部分,然后每个子节点再分裂为两个节点,以此类推。当节点满足一定的性质后就不再进行分裂过程,完成分类树的构建。

图 3-3-2 展示了一棵简单分类树的构建过程。假设个体有两个指标,X_1 和 X_2。构建过程如下:①在根节点(记为 N_1)提出一个布尔问题:X_2 是否小于 5?如果该个体的答案为"是",则落入左边的子节点(记为 N_2);否则个体落入右边的子节点(记为 N_3)。②在节点 N_2 提出一个布尔问题:X_1 是否小于 3?如果"是",则落入该节点的左边子节点(记为 N_4);如果"否",则落入该节点的右边子节点(记为 N_5)。③在节点 N_3 提出一个布尔问题:X_2 是否小于8?如果"是",则落入该节点的左边子节点(记为 N_6);如果"否",则落入该节点的右边子节点(记为 N_7)。④假设节点 N_4、N_5 和 N_7 满足一定条件不再分裂,这三个节点称为终端节点。⑤在节点 N_6 提出一个布尔问题:X_1 是否小于 10?如果"是",则落入该节点的左边子节点(记为 N_8);如果"否",则落入该节点的右边子节点(记为 N_9)。⑥假设节点 N_8 和 N_9 满足一定条件不再分裂,这两个节点也是终端节点。以上 6 个步骤完成了整棵分类树的构建过程,得到一棵有 5 个终端节点(N_4、N_5、N_7、N_8、N_9)的分类树(图 3-3-2)。

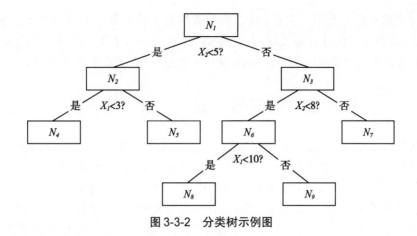

图 3-3-2　分类树示例图

构建分类树的过程需要回答三个基本问题：①分裂时布尔问题的选择，即选择哪个变量，用哪个条件；②如何决定节点不再分裂，即在什么条件下节点为终端节点；③在终端节点如何决定样本的分类。

对于第一个问题，分类树的算法是计算每个节点的基尼系数或交叉熵，基尼系数或交叉熵越小表示该节点所含的样本更集中于某一类。节点在分裂时，穷举所有的分裂可能并计算分裂后子女节点的基尼系数或交叉熵。一般而言，当节点分裂成两个子女节点后，基尼系数或交叉熵会减少。在计算所有分裂可能的基尼系数或交叉熵后，选择减少量最大的分裂作为该节点分裂时的布尔问题。

对于第二个问题，应用者可以在构建树过程之前事先给定一个最小的样本量，当节点的样本个数小于此最小样本量时即为终端节点。然而这种方法过于依赖应用者的选择：如果给定的最小样本量过大，则构建过程很快就停止，使得终端节点的基尼系数或交叉熵仍然很大，达不到很好的分类效果。如果给定的最小样本量过小，则会得到的一棵庞大的分类树，导致过拟合的问题。一个更有效的方法是先构建一棵较为庞大的分类树，然后再对分类树进行剪枝，使最后所得到的分类树在分类效果和模型复杂度之间取得平衡。

对于第三个问题，在终端节点采取"少数服从多数原则"，即在终端节点哪个类的样本数量最大，该节点即判为对应的类别。

（二）随机森林

分类树虽然使用简单，但缺点也非常明显：较简单的分类树稳定但分类效果不好；较复杂的分类树分类效果好但不稳定。为此 Breiman 在 2001 年提出随机森林（random forests）模型。随机森林是由多棵较为复杂的分类树构成，虽然单棵的复杂分类树不稳定，但通过套袋方法（bagging）把众多分类树合在一起构成"森林"可以减低波动，达到增加稳定性的效果。随机森林的另一个优点是可以寻找重要的特征变量。

构建随机森林需要事先给定分类树的数目 B。一般而言，B 至少为 1 000。如果数据的变量特征数目 r 特别大，则 B 需要为 5 000。随机森林另一个特点是在构建单棵分类树的时候不需要考虑所有的特征变量，而是从中随机地挑选 m 个变量作为构建分类树的变量。m 的值一般取 $\sqrt{r}$；若觉得过小或过大，则可以取 $2\sqrt{r}$ 或 $0.5\sqrt{r}$。

在确定 B 和 m 的值后，随机森林的算法如下：①按照放回抽样的方式从原始样本中抽取等量的样本数据。②从 r 个变量中随机地挑选 m 个变量。③利用①所得到的样本数据和②得到的变量构建分类树。注意,构建的分类树需要较为复杂而且并不需要进行剪枝。④重复①~③,总共得到 B 棵分类树,构建随机森林。⑤对于待分类样本,利用 B 棵分类树得到该样本的 B 个分类结果,再利用"少数服从多数原则"确定该样本的分类。

第四节　展　望

　　大数据及机器学习在过去 10 多年来发展迅速,新的模型和算法不断涌现。医学是处理信息的学科,也是大数据与机器学习应用的最佳领域之一。因此,在医学人工智能不断发展的今天,医务工作者需要了解大数据以及机器学习中基本的术语和方法。无论是普通数据分析还是大数据分析,数据质量永远是分析最重要的点,因此医务工作者也应把保证数据质量作为首要任务。此外,医务工作者应该更注重方法的实践和数据分析结果的解读,做到能够利用专业数据来解决实际的医学问题,为医学人工智能的发展贡献自己的一份力量。

(蔡敬衡)

参 考 文 献

[1] Rousseeuw PJ. Silhouettes: a graphical aid to the interpretation and validation of cluster analysis. Journal of Computational and Applied Mathematics,1987,20: 53-65.

[2] Boser BE,Guyon IM,Vapnik VN. A training algorithm for optimal margin classifiers. Proceedings of the Fifth Annual ACM Workshop on Computational Learning.Theory,1992: 144-152.

[3] Breiman L.Random forests. Machine Learning,2001,45(1): 5-32.

第四章 人工智能视觉技术：图像 Visual Genome 标记技术

第一节 视觉研究发展与图像结构化标注

近十年来人工智能（AI）领域蓬勃发展，其目前主要的研究领域涵盖了计算机视觉、智能语音处理和自然语言处理等。在人类大脑智能处理的包括视觉、听觉、嗅觉等所有信息中，视觉信息占了 70%。同样，我们对人工智能的追求是让机器也拥有人类这样的视觉智能。因此，计算机视觉的研究对于人工智能具有重要意义。图像识别是目前计算机视觉研究的重点，也是计算机视觉研究进一步深入的基础。近几十年来，AI 图像识别实现了多次重大突破，为视觉研究提供了大量且丰富的理论知识：

第一，图像识别是基于图像特征进行识别，其中最主要的环节为图像特征提取。图像特征提取，即使用计算机提取图像信息，决定每个图像的点是否属于一个图像的特征，包括颜色、纹理、形状等特征：颜色特征是最主要的特征，如颜色直方图、颜色矩阵等，在定义图像的颜色空间后（如 RGB 颜色空间由红绿蓝三原色的色度定义，进而生成其他颜色），可以进行颜色特征提取；相对于颜色特征是单个像素属性，纹理特征为一组像素的属性，主要包括空间纹理特征和光谱纹理特征，最常用的提取方法为 Gabor 滤波器；此外，形状特征的提取是基于轮廓或区域的特征提取，其主要目的是编码几何形状。

第二，图像识别在图像特征提取后，最常见的应用就是图像分类。图像分类，指的是用事先确定好的类别描述图像。最初，图像分类是通过代码的形式直接对每一类型的外观进行特征描述。然而，在进行图像检测分类时，可能会面临角度变换、大小不同等各种实际问题，增加样本的变异度（variance）。因此，大家试图通过机器学习技术，开发识别这些实例的算法。经典的图像分类算法模型包括支持向量机（SVM）、K- 近邻算法（KNN）、反向传播神经网络（BPNN）、卷积神经网络（CNN）等。前三个模型均是在手动图像特征提取的基础上进行分类，而 CNN 革命性地实现了自动图像特征提取加分类。

第三，除了图像分类，进一步理解图像还需要进行目标检测和图像分割（图 4-1-1）。相比分类任务关心整体，目标检测只关注特定的物体目标并同时获得这一目标的类别信息。目标检测的经典模型为 Faster-RCNN，通过区域提议网络从图片中提取可能的目标的候选窗口，通过卷积网络从候选窗口提取特征，将特征送给分类器进行分类，最后再加上使用边框回归微调检测的区域（bounding box regression）等操作得到更准确的目标位置。图像分割指的是将目标与背景分离，要求对图像的像素级进行描述，它赋予每个像素类别意义，适用于理解要求较高的场景。

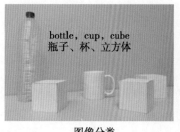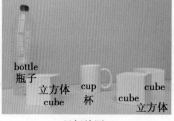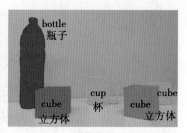

图像分类	目标检测	图像分割

图 4-1-1　图像分类、目标检测、图像分割

第四，图像数据库准备。无论是图像分类模型、检测模型还是分割模型，都不可避免遇到拟合、泛化等问题，因此，衍生出了一种新的思维方式：对视觉研究的关注点，从模型转移到数据。为了解决视觉研究的数据需求问题，有关学者和公司建立了公开数据集来满足大众的研究需求。常用的公开数据集包括 CIFAR、ImageNet、COCO 等，其中规模最大的数据集为 ImageNet。ImageNet 是在 WordNet 的基础上建立起来的，WordNet 具有语言层级结构，每个单词都会与其他相关的词相联系。例如，在 WordNet 中，单词 dog 在单词 canine 之下，而后者在 mammal 目录之下，让语言组织成为机器可读的逻辑。ImageNet 基于 WordNet 的本体结构，将来自互联网的数千张图像填入类别，在 2009 年数据库内进行了标注和分类的图像达到了 3 200 000 张。

在上述视觉研究基础之上，如果需要实现计算机视觉的突破进展，一定要学会有效获取图像信息。诚如一个孩子是从绘本开始了解世界，能有效获取图像的信息是 AI 视觉研究和发展的核心，在此基础上才能进一步实现视觉图像处理以及决策。那么，如何更有效地获取图像信息呢？加州大学洛杉矶分校（UCLA）的教授朱松纯说："我们这个世界的模式，最基本的组织原则是构造原则。一张图像就像语言、句子的构成，要符合语法结构的规则一样，视频中一个事件的信息构成也有其相应的规则。"因此，寻找一个层次化、结构化的逻辑来说明图像的信息构成规则，是有效获取图像信息的关键，是如今计算机视觉研究的核心问题。

2017 年，李飞飞团队首次详细描述了图像的系统性结构化过程：包括检测图像中出现的所有物体，描述它们的属性，并识别它们之间的关系，并将这种充分理解图像场景的方法命名为 Visual Genome。该技术在 ImageNet 的基础上，结合图像分类和目标检测图像处理策略，通过对图像的系统性结构化，对每个对象和文本（包括对象名称、对象各种属性以及对象之间的关系）之间进行关联，有望实现 AI 视觉可以对图像信息进行详细且丰富地描述的目标。

第二节　Visual Genome 技术的原理

我们将通过以下几个方面，阐述 Visual Genome 实现的技术原理：①对 Visual Genome 数据集每个组成部分的详细描述；②讨论收集此数据集的众包策略；③提供一组使用 Visual Genome 作为基础的实验结果。

第一，数据集的组成成分。Visual Genome 数据集主要包括以下 7 个组成成分：区域描述，对象，属性，关系，区域图，场景图，和问题答案。首先，每张图片中的所有对象都要求被标记出来，并在此基础上收集图片描述和问题答案。其中，每个对象都由一个边界框描绘，并关联 WordNet 中的对象名称，如果图中出现重复的名称，如"人"，则会进行顺序编号，如"人1""人2"。属性可以是颜色（如"黄色"）或状态（如"站立"），关系可以是行为（如"跳跃"）、空间（如"在后方"）。其次，从描述中提取对象、属性和关系。为了实现使计算机认识（recognition）而不仅仅是认知（cognition），还需要使用短语和问题 - 答案对这些对象之间的关系进行描述，包括在短语或问题 - 答案中纳入属性词汇和关系表述，比如"人1"和"人2"之间，用"扶着"进行关系描述，形成对象、属性和关系以及多个区域图进一步构成场景图。

第二，数据集的众包策略。一共使用了 33 000 名众包工作者进行标注，每位工作者需要写出三个描述，直到每个图片收集 50 个描述。此外，要求工作者绘制区域图覆盖描述中提到的所有对象，然后工程师对不同描述之间的相似性进行计算，当一个描述与常用图像描述（数据集中所有图像的前 100 个常用描述）或图像特定描述（该图像中的常用描述）不同时，将其确定为新的描述。进一步，工作者需要框出描述中所有的对象，并描述对象的属性和关系，当三个工作中有两个人的描述重复，就验证这个对象（/ 属性 / 关系）为正确的新的对象（/ 属性 / 关系），并将其映射到 WordNet 中最频繁匹配的同义词，并获得满意的匹配准确率。

第三，模型训练。对属性、关系、区域描述以及问题对答进行训练：针对于属性和关系，采用分类器分别对每个对象的属性和关系进行训练；对于区域描述，使用一个 VGG network 网络生成区域框，并使用一个 NeuralTalk model 生成区域框对应描述；对于问题对答，使用 Simple baseline model 生成对于一个问题的 k 个答案，如果其中一个答案与"金标准"一致，则为正确。以上四种模型训练的最高准确率分别为 74%、67%、43% 和 80%。

使用 Visual Genome 技术有利于推动实现图像回答、形象理解、关系提取、语义图像检索等。将此技术结合不同学科的知识，也有利于实现不同学科数据集及其标注技术的提高。2018 年，中山眼科中心林浩添教授团队第一次将这种图像的系统性结构化过程应用于医学领域，创建了医学图像密集分割标注的技术：Visionome。在 Visual Genome 的基础上，Visionome 还首次提出了基于解剖学及病理学的标注策略，更能体现对于医学人体图像的分割。接下来，我们将以此为例，阐述 Visual Genome 标记技术的实现过程，探索其意义，并畅想其为 AI 领域带来的改变。

第三节　Visible Genome 在医学领域的应用：Visionome

让计算机在医学领域中实现认知要复杂得多，例如有时相同的疾病在不同的阶段可以有完全不相同的外观表现或病理解剖结构改变，有时不同的疾病却可以有十分相似的临床表现。医学 AI 的设计对专业性具有较高的要求，因此，AI 技术在此领域很难有所突破。尽管 AI 医疗产品可以进行尝试的种类多样，但能够符合复杂现实情况的临床场景的产品仍缺席。目前，已出现许多关于某种特定疾病的分类诊断或者定位分割，但 AI 的应用仍停留在辅助治疗层面。Visionome，将"对象"具体化为"最小解剖结构"，将"对象属性"具体化为"解剖病理特征"，将"最小解剖结构"和"解剖病理特征"之间进行关联，用于提供医学治疗方案。如同一个解剖学及病理学图谱，为 AI 系统性搭建医学基础，让医学 AI 探索医学的本源，在一定的基础理论框架上进一步探索疾病的诊断以及治疗。通过对医学图像进行数据标注，把 AI 技术从辅助治疗，上升到精准诊断和精准治疗的维度：通过 Visionome 训练的算法，可以诊断不同解剖部位的疾病，可以诊断同一个解剖部位的不同疾病，可以诊断同一个解剖部位同时存在多种疾病的情况。

Visionome 具体的实现过程如图 4-3-1 所示：每一个被标注的图像，包括一个含有密集解剖区域的图像，每一个解剖区域包含密集标注的病理属性，将专业的医学知识转变为计算机信息，使计算机可以学习不同学科丰富的专家知识。因此，只需要通过提供一部分典型的医学影像数据，机器即可学习如何去理解复杂医学图像中所包含的所有解剖结构，它们之间的关系，以及临床表现。另外，通过建立 WordNet（一个语义数据库），关联每个解剖部位和概念（包括正常／异常、解剖名称、解剖各种病理特征以及解剖结构之间的关系），可以创造一个关联网络，用于提供一种持续有效的方式对所有的相同概念进行储存、修订、扩增。

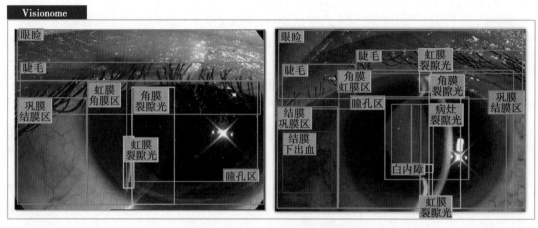

图 4-3-1　Visionome 技术实例

Visionome 不仅可以将 AI 医疗上升到精准诊疗的层面，还可以充分利用有限的医学影像，实现医学小样本学习层面的突破。根据学习曲线，在进行图像分类时，每类图像需要上千张非结构化的医学影像学图像才能达到理想的效果。然而，根据健康保险携带和责任法案（HIPAA），患者的隐私安全受到严格法律保护，在研究中常常难以获得足量用于算法训练的医学图像。Visionome 通过充分提取医学影像每一个部分的信息，挖掘数据的丰富性，减少信息的遗漏，使每一张医学图像都能成为多种分类问题的样本，使有限的医学数据得到可循环持续利用。

此外，Visionome 还可以通过算法过程的全面可视化，增加医疗 AI 的受众面。传统医学诊疗过程，要求对患者的诊断依据（如症状、体征、影像学检查等）进行逐一记录，才能最终给出诊断意见，有利于充分了解患者疾病的发生、发展、转归，是医务人员诊治疾病水平评估的依据，也是患者再次患病时诊断与治疗的重要参考资料。如今的医学 AI 算法，由于深度学习黑匣子的限制性，往往直接输出诊断结果，要求医生和患者需要直接信任诊断的结果，而不会提供诊断的依据，令广大患者和临床医生难以接受。Visionome 通过全面解释图像蕴含的信息，框出眼科影像中所有候选病变位置所在的感兴趣区域，并标注出病变属性，实现了对黑匣子内的一部分信息进行解释，为医生和患者定位病变、描述病变并据此提供个性化治疗方案，有利于促进患者和医生接受医疗 AI 在临床上的应用。

第四节 Visionome Eye System

为了推动 Visionome 项目在医学领域的尽快实现，林浩添教授团队主动承担眼科领域部分，并发明了 Visionome Eye System（Visionome 眼科诊断系统）。此系统是一种基于深度学习的通用型眼病诊断系统，可将获取的眼科影像自动进行分析，从而实现眼病的检测和分类。此系统可以应用于大规模的眼病筛查，还可以提供临床分诊、专家级别的诊断评估和多路径治疗方案。

首先，为了创造能够训练 Visionome Eye System 的系统性结构化数据集，林教授团队使用 Visionome 密集标记技术，将眼的微观结构分割标记，与病变属性建立联系，建立基于眼科解剖和病理学密集标注的医学数据库，实现步骤包括：

1. 根据医学解剖学及病理学标准，使用框图工具，将每一张医学图像的所有正常解剖学结构（如睫毛、眼睑、巩膜结膜区、虹膜角膜区、瞳孔区等），以及异常的解剖学结构（如异常角膜：翼状胬肉、角膜炎；异常结膜：结膜充血、结膜下出血等）均按照最小的解剖单元，进行密集分割，使每个样本可通过密集分割标注增强为 10～20 个样本。

2. 结合病变属性，对分割好的病灶进行密集标注。如角膜炎区域的属性标注，就包括：是否角膜混浊；是否角膜新生血管；病灶边缘是否清晰；角膜炎阶段的划分等。从而实现医学图像的结构化、形式化，建立 Visionome Eye Database（Visionome 眼科数据库），整合和管理各个专科之间的疾病数据，为跨学科、多疾病的诊断提供基础。

3. 同时，通过对数据集中每一个医学影像的所有标签进行标准化，建立图像与语义库的关联网络。

其次，结合深度学习技术，使用 Visionome Eye Database 训练 Visionome Eye System，使系统对医学图像进行全方位的识别，同时对不同部位的病变进行分析。针对每一个病变，此系统会将其与不同部位不同属性的病变进行比对，选出最有可能的诊断，实现步骤如图 4-4-1 所示，包括：

1. 输入模块，用于上传眼科影像。接收模块可接收各类终端发送的眼科影像及受试者信息，各类终端可以是但不仅限于是智能手机、平板电脑、手提 / 台式电脑及机器人等各类设备。

2. 大规模筛查诊断模块，用于通过 CNN 模型对眼科影像进行正常眼及异常眼的二分类。

3. 临床分诊模块，通过 Faster-RCNN 模型对二分类后的照片进行解剖结构的划分及病灶定位，帮助使用者明确疾病的所属专科。

4. 诊断评估模块，通过 CNN，根据病灶特征进行专家级诊断评估。

5. 治疗方案模块，根据诊断评估模块的结果及患者的自评估，进行逻辑判断或者机器学习分类并给出治疗方案。参照最新的眼科学指南，基于诊断评估模块的结果及患者的自评估，建立语义逻辑网络，如角膜炎的分类结果，就包括：随诊观察、角膜炎常规内科治疗、角膜移植手术等。

6. 输出模块，用于发送诊断结果。系统通过一个带有多个检测框，及其置信度的图像，输出检测和分类的一系列结果，向各类终端发送分析结果，以便于医护人员或患者都能收到分析结果，了解疾病情况，明确治疗方案。

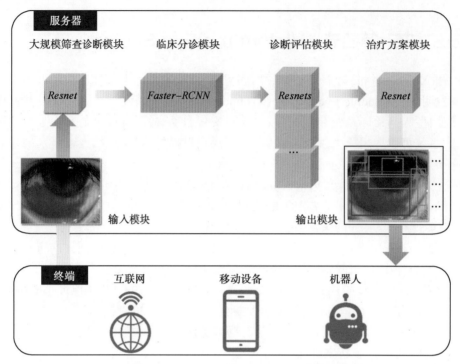

图 4-4-1 Visionome Eye System 框架

Visionome Eye System 简单易操作,无须进行专门训练,可解决社区医院专科医生人手不足、实习医生经验不足等困境,实现了眼科领域从被动医疗到主动医疗的模式转变,Visionome 项目目前正在其他学科领域进一步推动和实施,为推动 AI 在医疗领域的广泛深度覆盖奠定基础。

使用 Visual Genome 中案例训练的算法将不止能完成识别物体的任务,还可以拥有一定的分析更复杂视觉场景的能力。"机器目前可以识别一个人坐在办公室里,但还需要更深入理解办公室布局是怎样的,那个人是谁,他在干什么,周围有什么物体,在发生着什么事?"李飞飞教授说,"我们也正在搭建从理解到语言的桥梁,因为交流的方式并不是将数字分配到像素上——你需要将感知和认知与语言连接起来"。因此,我们也可以期待,通过使用 Visionome 训练计算机了解医学领域所有已知的医学概念或潜在的概念,从而让计算机拥有更多医学常识,能够让计算机理解疾病的发生发展过程,理解复杂疾病诊断治疗的原则,甚至能应用到手术治疗领域,通过判断不同手术场景进行决策,并进行多样性手术操作。

(李王婷 杨雅涵 林浩添)

参 考 文 献

[1] Tian D. A review on image feature extraction and representation techniques. International Journal of Multimedia and Ubiquitous Engineering,2013,8(4):385-396.

[2] Perronnin F,Sánchez J,Mensink T. Improving the fisher kernel for large-scale image classification. Computer Vision. ECCV 2010. Lecture Notes in Computer Science,2010:6314.

[3] Sermanet P,Eigen D,Zhang X.,et al. Overfeat:Integrated recognition,localization and detection using

convolutional networks. arXiv preprint，arXiv：2013，1312.6229 2013.

[4] Deng J，Dong W，Socher R，et al. Imagenet：A large-scale hierarchical image database. In 2009 IEEE conference on computer vision and pattern recognition，2009：. 248-255. Ieee.

[5] Krishna R，Zhu Y，Groth O，et al. Visual genome：Connecting language and vision using crowdsourced dense image annotations. International Journal of Computer Vision，2017，123（1）：32-73.

[6] Cho J，Lee K，Shin E，et al. How much data is needed to train a medical image deep learning system to achieve necessary high accuracy?. arXiv preprint arXiv：2015，1511：06348.

[7] Nosowsky R，Giordano TJ. The Health Insurance Portability and Accountability Act of 1996（HIPAA）privacy rule：implications for clinical research. Annu Rev Med，2006，57：575-590.

第五章 医学人工智能学科研究常用的机器学习算法

机器学习（machine learning，ML）是将人类的学习行为，转化为计算机可以实现的一类学习方法的总称。机器学习所涉及的内容很多，包含数学中的统计、概率，以及计算机相关知识中的算法复杂度等。目前最热门的人工智能技术的核心就是机器学习，而且人工智能中机器学习的应用涉及日常生活、医学研究等各个领域。

一、机器学习算法的分类

机器学习算法的分类可因分类标准的不同而产生多种结果。但是在当前的研究领域中，最常用的机器学习方法包括：决策树（decision tree）、k 近邻法（k-nearest neighbor，k-NN）、支持向量机（support vector machine）、朴素贝叶斯、关联规则、集成学习（ensemble learning）、神经网络等方法。

二、常用的机器学习算法

（一）决策树

决策树（decision tree）是依据从数据结构中学习到的树形结构进行决策的机器学习算法。树形结构中，有根结点、内部结点和叶子结点。决策树中，我们则用所有这些结点代表样本、属性以及结果。树形结构中仅仅含有一个根结点，因此在决策树中，我们用根结点代表整个样本全集；树形结构中含有多个内部结点，相应的决策树中，每一个内部结点都代表样本集合通过属性测试所得到的结果；树形结构中有一个或者多个叶子节点，相应的决策树中以叶子结点代表样本的决策结果。从根结点，经过内部结点，最终到达叶子结点的这一树状路径可以被称为一个判定测试序列。研究表明，决策树的提出是以提高判断、处理新的数据时的泛化能力和决策能力为目的的。例如：我们怎么判断一群动物是哺乳动物还是非哺乳动物？这个问题的分类和决策过程如图 5-0-1 所示。我们通过一系列的判断来进行决策：我们首先看这一动物是冷血动物还是热血动物，倘若是冷血动物，就判断为非哺乳动物；倘若是热血动物，我们就要接着判断是否是胎生动物，如果是，就是哺乳动物，如果不是，则是非哺乳动物。

决策树是一种树形结构，树形结构是由递归的思想生成的，因此决策树也是递归的。

决策树的优点如下：首先，决策树相比于其他机器学习算法是易于理解和实现的；其次，决策树像一个白盒，可以看成白盒模型；第三，决策树可以处理大型的数据源，并且处理时间相对短，效果相对好。

决策树也存在缺点：决策树没有考虑到多个决策属性之间可能存在的关系，若决策属

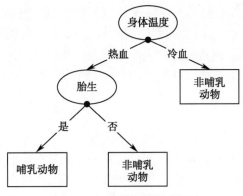

图 5-0-1 简单决策树示意图

性之间存在相关,则会对决策结果产生影响,容易出现过拟合。

(二)k 近邻算法

k 近邻算法(k-nearest neighbor, k-NN)是一种分类与回归的方法。它的算法思想是:现存在一个训练数据集,而且训练数据集中的每一个数据都有其对应的标签,即我们已知训练数据集中每一个数据所对应的真实分类。在输入没有标签的新数据以后,我们将新数据的每个特征与训练数据集中数据所对应的特征一一比较,就可找到与新数据最相似的数据分类标签。我们选择训练数据集中前 k 个最相似的数据,以这 k 个最相似的数据中出现次数最多的分类来作为新数据的分类,这就是 k 近邻算法(一般 k 是小于或等于 20 的整数)。

(三)支持向量机

支持向量机(support vector machine)是一种分类模型,其最基本的思想就是:基于训练样本,输入的向量被非线性映射到一个高维的特征空间中,我们在该高维特征空间中构造出一个超平面(通常称为线性决策面)并利用其将训练样本分开不同的类别。支持向量机使用的是间隔最大化原则。决策面则保证了学习机的高泛化能力。

SVM 方法早先存在的问题是如何找到一个能最好地概括和分类训练数据的超平面。Vapnik 于 1965 年解决了该问题,他将最优超平面定义为:具有两类向量之间最大间隔的线性决策函数。如图 5-0-2 所示,要构造出这样的最优超平面,仅需要考虑获取少量的训

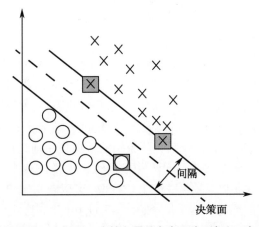

图 5-0-2 二维空间可分问题的一个例子。支持向量用灰色正方形标记,定义两个类之间的最大间距

练样本,这就是对于我们最重要的支持向量,我们利用支持向量来决定如何构造最优的超平面。间隔(margin)代表的是两个类别的支持向量到超平面的距离之和。支持向量机找到的最优超平面就是间隔达到最大时产生的决策面。如果是二维空间,则我们找到的真正的决策面就是一条直线,如果是三维空间,我们找到的真正的决策面就是一个平面,以此类推。

(四) 朴素贝叶斯算法

朴素贝叶斯算法是通过考虑特征概率来预测分类。不同于其他分类器,朴素贝叶斯是一种基于概率论的分类算法。朴素贝叶斯算法最核心的部分是贝叶斯法则,而贝叶斯法则的基石是条件概率。输入待判断数据,通过贝叶斯法则,计算出当前数据所对应的类别。朴素贝叶斯算法的原理和实现都比较简单,学习和预测的效率都很高,是一种经典而常用的分类算法。

(五) 关联规则

关联规则就是发现数据背后存在的某种规则,这种规则必须满足升度大于1、支持度和置信度大于最小阈值的条件,我们称这样的规则为有效强关联规则。

关联规则的主要步骤有:

1. 数据筛选,首先对数据进行清洗,清洗掉那些公共的项目。
2. 根据支持度,满足支持度大于最小阈值的规则从事务集合中找出频繁项集。
3. 根据置信度,满足置信度大于最小阈值的规则从频繁项集中找到强关联规则。
4. 根据提升度,满足升度大于1的规则从强关联规则中选出有效的强关联规则。

(六) 集成学习

集成学习(ensemble learning)是为了解决单个模型或者一组组合模型的缺陷,将各个模型的优点表现出来,同时避免缺点,共同完成学习任务。集成方法是一种学习算法,它构造一组分类器,然后通过对它们的预测进行加权投票来对新的数据点进行分类。最初的集成方法是贝叶斯平均法,最近的算法包括 Bagging 和 boost。

分类器是关于真函数的一个假设,预测相应的值。

分类器集合是一组分类器,它们各自的决策是以某种方式组合(通常通过加权或非加权投票)对新的数据进行分类。研究如何构建良好分类器集合是监督学习中研究的热门。研究发现,将分类器以某种方式集合起来的整体往往比单个分类器的分类更准确。如果是将分类精确的不同分类器集合起来,它的准确率将高于任何单个分类器(Hansen&Salamon,1990 年)。

集成学习方法根据个体学习器生成方式的不同,可分为两大类,即个体学习器通过串行的方式生成的序列化方法,并且每个学习器间存在强依赖关系,如:Boosting 算法;以及个体学习器通过并行的方式产生的序列化方法,并且每个学习器间不存在强依赖关系,如:Bagging 算法和随机森林。下面我们将分别介绍这几种代表性的集成学习算法。

1. Bagging 算法　Bagging 是在自助采样法(bootstrap sampling)的基础上,对不同的 bootstrap sample 生成的分类器进行投票。从原始的数据集中通过均匀采样且放回的方式抽取训练集。训练集中包含 m 个样本。对于初始训练集来说,有些样本可能被多次抽到,有些样本可能一次也没有被抽中。一共进行 T 轮抽取,可以获得 T 个 bootstrap sample,每一个 bootstrap sample 通过训练可以得到一个模型,因此共可以得到 T 个模型。最后我们对 T 个模型的分类结果采用投票的方式得到最终分类结果。

2. Boosting 算法　像 Bagging 算法一样，Boosting 算法对它所生成的一组分类器进行投票。但 Bagging 算法和 Boosting 算法存在很大的差异。Boosting 算法由初始训练集中训练出一个基学习器。我们按照顺序生成分类器的方法，每个样本的重要程度是由训练中每个样本所建立的权重来决定的。当某个样本被分错的概率很高的时候，需要增大当前样本的权重。在进行迭代的过程中，每一次迭代都会生成一个弱分类器，我们不停的迭代，直到生成 T 个弱分类器，这个 T 是预先指定的值。最终我们将这 T 个基学习器进行加权结合，以此作为我们的最终模型。

3. 随机森林（random forest，简称 RF）算法　随机森林算法是对 Bagging 算法的一个有效改进。随机森林算法在 Bagging 算法的基础上，以决策树作为基学习器，在决策树训练数据的过程中引入随机属性选择。从原始训练集中使用自主采样法（bootstrap sampling）随机有放回采样选出 m 个样本，共进行 T 次采样，生成 T 个训练集。由 T 个训练集，我们可以训练 T 个决策树模型，对于单个决策树模型，将训练样本的特征数设为 n，那么每次分裂时根据基尼指数、信息增益比以及信息增益选择出最好的特征来进行分裂。每棵树都如此分裂，直到该节点的所有训练样本都属于同一类。我们在决策树的分裂过程中不需要进行剪枝，只需将生成的多棵决策树组成随机森林即可。在分类问题中，根据多棵树分类器投票的结果来决定最终的分类结果。

（七）神经网络

人工神经网络（artificial neuron network，ANN）一般被称为神经网络（neural networks），是一种基于生物神经网络结构和功能而设计的人工神经网络。它就像一个人工神经系统，用计算机科学处理和传送信息。

神经网络有三个不同的层：

1. 输入层（input layer）　所有的输入都通过这一层输入到模型中。

2. 隐藏层（hidden layers）　可以使用多个隐藏层用于处理从输入层接收的输入。

3. 输出层（output layer）　处理后的数据在输出层可用。

如图 5-0-3 是简单的神经网络示意图。

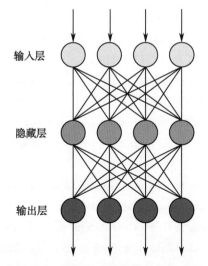

图 5-0-3　神经网络不同层次的描述图

神经元（neuron）模型是神经网络中最基本的成分。在生物神经系统中，每一个神经元均与多个其他神经元紧密相连，当该神经元被刺激后产生"兴奋"时，就会刺激与它相连的所有的神经元。刺激改变了神经元内部生物电位，如果产生的生物电位超过一定的值，该神经元就会被激活，从而向其他神经元发送信号。

Warren McCulloch 和 Walter Pitts 把生物神经系统处理问题的方式，抽象成一个可以通过计算机实现的简单的模型，就是"M-P 神经元模型"。在 M-P 神经元模型中，神经元像生物神经系统中一样，会被其他多个神经元刺激，接收它们传递过来的信号，并且将这些接收到的信号通过带权重的方法进行传递，最后神经元会将接收到的总信号也就是总的输入值与一定的阈值相比，再通过特定的函数处理，得到输出结果，我们一般将该函数称为激活函数。

常见的神经网络有：ART 网络、RBP 网络、SOM 网络等。

1. ART 网络（adaptive resonance theory，自适应谐振理论）由重置模块以及识别层、比较层和识别阈值构成。比较层用来接收数据，将数据传递给识别层，识别层中的神经元相互竞争以生成获胜神经元。

2. RBP 网络（radial basis function，径向基函数）中所使用的激活函数是径向基函数，将隐藏层中神经元的输出，进行一定规则的线组合，作为输出层的输出。所以 RBP 网络是单隐层前馈神经网络的一种。

3. SOM 网络（self-organizing map，自组织映射）在保持输入数据在高维空间的拓扑结构不变的同时，将高维的输入数据映射到低维空间，并且可以将高维空间中相近的样本映射到对应的网络输出层中相近的神经元。

（王黎明　刘臻臻　张　凯）

参 考 文 献

[1] Quinlan JR. Induction of decision trees. Machine learning，1986，1（1）：81-106.

[2] Cortes C，Vapnik V. Support-vector networks. Machine learning，1995，20（3）：273-297.

[3] Dietterich TG. Ensemble methods in machine learning. International workshop on multiple classifier systems. Springer，Berlin，Heidelberg，2000：1-15.

[4] Bauer E，Kohavi R. An empirical comparison of voting classification algorithms：Bagging，boosting，and variants. Machine learning，1999，36（1-2）：105-139.

[5] Esteva A，Kuprel B，Novoa RA，et al. Dermatologist-level classification of skin cancer with deep neural networks. Nature，2017，542（7639）：115.

[6] Tayefi M，Tajfard M，Saffar S，et al. hs-CRP is strongly associated with coronary heart disease（CHD）：A data mining approach using decision tree algorithm. Computer methods and programs in biomedicine，2017，141：105-109.

[7] Yang H，Chen YPP. Data mining in lung cancer pathologic staging diagnosis：correlation between clinical and pathology information. Expert Systems with Applications，2015，42（15-16）：6168-6176.

[8] Ronneberger O，Fischer P，Brox T. U-net：Convolutional networks for biomedical image segmentation// International Conference on Medical image computing and computer-assisted intervention，Springer，Cham，2015：234-241.

[9] Çiçek Ö，Abdulkadir A，Lienkamp SS，et al. 3D U-Net：learning dense volumetric segmentation from sparse

annotation//International Conference on Medical Image Computing and Computer-Assisted Intervention，Springer，Cham，2016：424-432.

[10] Milletari F，Navab N，Ahmadi SA. V-net：Fully convolutional neural networks for volumetric medical image segmentation//3D Vision（3DV），Fourth International Conference on 3D Vision. IEEE，2016：565-571.

第六章　人工智能深度学习的研究流程

第一节　数据集构建与数据标注

随着人工智能研究的不断深入，近 5 年来深度学习技术迅速发展，新的深度学习方法不断被提出。深度学习建立在深度人工神经网络的机器学习的基础上，是人工智能中人工神经网络分支的最新发展。人工神经网络是一种有效的机器学习方法，在大数据和强大计算能力出现以前，几十年来一直处于缓慢发展状态。随着进入 21 世纪后互联网产业的繁荣，大数据的获取成为可能。另一方面，随着计算机硬件技术，特别是图形处理器（graphics processing unit，GPU）的发展，计算机的计算处理能力有了巨大提高。这两方面条件的改善最终使得深度人工神经网络（而后简称为深度神经网络）的大数据训练成为可能，随之而来的是深度神经网络分类性能的广泛而显著的提升，因此深度学习才得到了广泛的认可。

一、数据采集

深度神经网络以分层的方式模拟大脑神经元的活动，数据的传播和处理方式均与大脑神经元类似，由 Geoffrey Hinton 领导的研究人员，已经证明了深度神经网络模型处理大量数据和提高机器学习能力的巨大潜力。Geoffrey Hinton 于 2012 年发表著名论文 *ImageNet Classification with Deep Convolutional Neural Networks*（《利用深度卷积神经网络对图像网络进行分类》），在计算机视觉领域掀起了一场变革，大大促进了人工神经网络的实际应用。例如在图像分类、语音识别、医学影像识别等任务中，深度神经网络模型分类准确性的显著提升，让为用户提供可靠智能服务目标的实现成为可能。深度神经网络中待学习参数的量巨大，动辄几千万甚至上亿。以典型的"VGG16"深度卷积神经网络为例，其参数数量大约为 1 亿 4 千万个。如此多的参数，从数学方程求解的角度考察，则需要巨大的时间和运算量进行学习和求解，因此，在进行深度学习训练之前，根据目标任务的特点，构建较大数据集合用于深度神经网络的训练，实现模型参数的求解，是必须要完成的一项工作。

大数据集合的构建可以根据深度学习的任务进行。例如，如果要进行人脸识别的深度学习训练，就应该采集大量含有人脸的图像或视频；如果需要对医学影像进行深度学习自动诊断，如肺部疾病的图像识别，则需要收集大量的 X 线胸片数据。由于目前的深度学习主要是以鉴别式学习为主，生成分类判断模型，因此有时根据任务需要，采集的数据除了要包括大量正样本之外，还需要采集等量甚至几倍数量的负样本。目前随着深度学习的发展，已经有一些典型的数据集公开供研究人员使用。这些公开的数据集极大地降低了广大深度学习研究者进行数据准备的难度。

二、数据标注

深度学习可以从数百万或上千万的观测数据中学习出模型参数,但是将采集的数据用于训练之前,我们还需要对这些采集的元数据进行预处理和标注。对采集数据的预处理包括清洗、裁剪、旋转、尺度归一化和配准。

1. 清洗 对采集的数据中错误的数据,比如构建人脸数据集时,对于不是人脸的数据,要予以清除;按照人名搜索到的照片,如果不是该人,也需要予以剔除。

2. 尺度归一化 保证正样本目标区域的大小一致,对于过大或过小的图像,将对其进行缩放处理。

3. 旋转 对于部分歪斜和不正的图像,要人工进行校正,尽可能保证所有正样本的目标朝向一致。

4. 配准 配准也可以理解为对图像中的目标区进行位移,以保证所有样本图像中目标位置处于图像相同位置。

5. 裁剪 根据深度学习任务,非目标区域或背景区域,尽可能剪除。如 X 线胸片图像尽可能只保留胸部区域,并保证图像大小一致。

标注的主要任务是给每一个数据确定其区域位置和性质标识。例如,针对人脸识别的数据,要指定面部区域,并标识出该人脸的名字 ID;对于医学影像数据,则需要由医生或具有医学知识的人员对病灶区域进行画框,并标注该病灶区域的病名。对于难度较大的标注,如不容易确定性质标识的图像,一般可以由 2 人进行标注,当 2 人标注相同时通过,不相同时,由第 3 人进行确认。另外,对于多分类数据集的构建,应尽量使得各个性质标识的类别数量相差不大,以利于深度学习的模型训练。

三、典型数据集示例

在深度学习中,除按照上述方法自行构建用于深度网络模型训练的数据集以外,为了统一测评深度学习的性能和效果,通常需要一个公认和公开的测试数据集。有的测试数据集同时提供了训练集和验证集。许多图像识别应用程序,都会在公开测试集上进行性能评估。在计算能力大为提高的情况下,很多深度学习方法的思想都得以通过训练集和测试集加以实现。下面就介绍 10 个在图像领域中的典型数据集,它们包含有图像分类、分割和检测数据集、人脸识别数据集、行人再识别数据集和医学影像数据集。

(一)ImageNet 数据集

ImageNet 数据集是目前深度学习图像领域作为预训练和测试应用的一个著名数据集,其中包含有图像分类、物体定位、目标检测等带有图像标注的数据。ImageNet 数据集拥有较为详细的文档,计算机视觉领域的研究者大多采用该数据集进行深度学习模型的预训练,并且在 2017 年之前每年都在该数据集上进行测试竞赛,是目前深度学习图像领域进行算法性能检验的经典数据集。

ImageNet 数据集共采集有 1 400 多万幅图像,包括了 2 万多个物体类别;其中,有超过 100 万的图像中带有物体类别标注和物体位置标注。

(二)PASCAL VOC 数据集

PASCAL VOC 数据集合用于图像识别和物体分类,是一个经典的数据集。从 2005 年到 2012 年每年都在该数据集上进行图像识别性能的挑战赛。PASCAL VOC 挑战赛主要针对视觉对象进行分类、检测和分割的性能测试,并提供了标准图像标注数据和评估方法。

PASCAL VOC 图片集合包括 20 个目录:

1. 人类、其他动物(鸟、猫、牛、狗、马、羊)。

2. 交通工具(飞机、自行车、船、公共汽车、小轿车、摩托车、火车)。

3. 室内(瓶子、椅子、餐桌、盆栽植物、沙发、电视)。

(三) Labeled Faces in the Wild(LFW)数据集

LFW 数据集是为了研究非限制环境下的人脸识别问题而建立。该数据集的人脸数据主要来自新闻报道中自然场景人脸数据(全部来自于互联网,而不是实验室环境)。该数据集由 13 000 多张世界范围内的知名人士不同姿态、不同表情和不同光照环境下的人脸照片构成。每张人脸图像都被标注了一个人名,每张人脸图片都有其唯一的姓名 ID 和序号加以区分。总数有 5 000 多人,其中有 1 680 人有 2 张或 2 张以上的照片。

LFW 数据集用于测试人脸识别 1∶1 的准确率,该数据库从中随机选择了 6 000 对人脸组成了人脸辨识图片对,其中 3 000 对同一个人 2 张人脸照片,3 000 对不同的人每人 1 张人脸照片。测试过程中,从 LFW 中取出一对照片,送入识别系统测试两张照片是否为同一人,系统输出则给出"是"或"否"的判断。通过 6 000 对人脸测试结果的系统答案与真实答案的比值可以得到人脸识别准确率。这个集合被广泛应用于评价面部识别算法的性能。

(四) MURA 数据集

MURA 是目前最大的 X 线片数据库之一,是由斯坦福吴恩达团队建立的。包括源自 14 982 项病例的 40 895 张肌肉骨骼 X 线片。1 万多项病例里有 9 067 例正常的下级肌肉骨骼和 5 915 例上肢异常肌肉骨骼的 X 线片,部位包括肩部、肱骨、手肘、前臂、手掌和手指。每个病例包括一个或多个图像,均由放射科医生手动标志。团队表示,为鼓舞医学影像诊断模型的提高,MURA 数据库可以无偿开放,任何想进行医学 X 线片相关人工智能研究的学者都可以进行下载和使用。

(五)癌症研究的医学图像的开放获取数据库(The Cancer Imaging Archive,TCIA)

医学图像数据集 TCIA 是由国家癌症研究所的癌症影像计划资助的癌症研究数据库。存档内的数据被组织成通常共享癌症类型和 / 或解剖部位的"集合"。通常是由常见疾病(例如肺癌)和其图像形态(MRI,CT 等)匹配而成。该数据库还提供与图像相关的支持数据,如患者诊断结果,治疗细节,基因组学,病理学和专家分析等。数据主要包括以 DICOM 格式存储的 CT、MRI 和核医学(例如 PET)图像,但也提供或链接许多其他类型的支持数据,以增强研究效用。

TCIA 资源旨在支持癌症辅助诊断治疗技术的研发,从而促进了临床诊断医学图像与数字显微组织学图像的相关性研究,成像关键因素的生物标记物的探索性研究,同时也鼓励了跨学科研究者之间的协作。因此,TCIA 被公认为优秀的科学数据库。

第二节　深度网络模型

(一) VGG16 网络模型

卷积神经网络 VGG 是 2014 年牛津大学的研究者所提出的模型,后来成为较为经典的卷积神经网络模型。同时该网络模型在图像分类和目标检测任务中表现出良好的性能。在

2014 年的 ImageNet 大规模视觉识别竞赛的比赛中,VGG 获得了前五名,取得了 92.3% 的正确率。VGG16 分为 16 层,作为深度学习基础网络,它的图像分类性能表现十分出色。目前,VGG16 在大型图像数据集 ImageNet 上预训练的模型已经公开,普通研究者可以在预训练好的模型基础上用其他数据集进行微调。从目前的实验结果看,预训练好的 VGG16 模型对其他数据集的泛化适应能力比较好,所以很多图像识别应用都是以 VGG16 的预训练模型为基础进行微调。另外,VGG16 的网络结构非常规整,修改起来相对容易。目前,目标检测和图像分割领域使用 VGG16 做基础网络的网络结构很多,效果良好。图 6-2-1 是 VGG16 结构图。

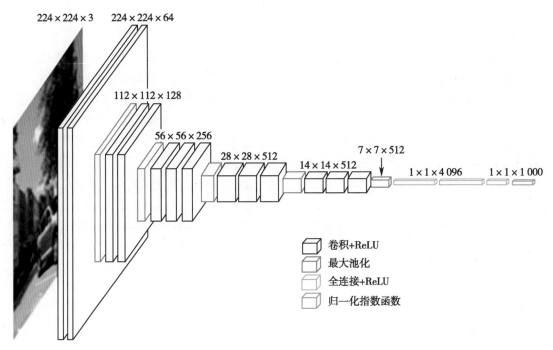

图 6-2-1　VGG16 结构图

(二)GoogLeNet 网络模型

GoogLeNet 网络模型也被称为 inception,是 Christian Szegedy 于 2014 年提出的一种深度学习网络结构。在 GoogLeNet 之前的 AlexNet、VGG 等是通过增加网络深度(层数)以获得性能更好效果。不过,网络层数的增加会带来如过拟合、梯度消失、梯度爆炸等负面结果。GoogLeNet 则采用另一种思路改进网络结构,提升学习性能,即增加网络宽度,它能更高效的利用计算资源,在相同的计算量下能提取到更多的特征,从而提升训练结果。

GoogLeNet 和 VGG 是 2014 年 ImageNet 大规模视觉识别竞赛的双雄,这两类模型结构有一个共同特点是提取更多的数据特征。但跟 VGG 不同的是,GoogLeNet 做了更大胆的网络尝试。该模型虽然有 22 层,但大小却比 AlexNet 和 VGG 都小很多,性能优越。GoogLeNet 所采用的 inception 结构,在不增加计算负载的情况下,通过增加网络的宽度,获得了更好的性能。实验结果表明,GoogLeNet 在分类和检测上都取得良好的效果,成为又一个经典的网络结构。图 6-2-2 是 GoogLeNet 的 inception 结构图。

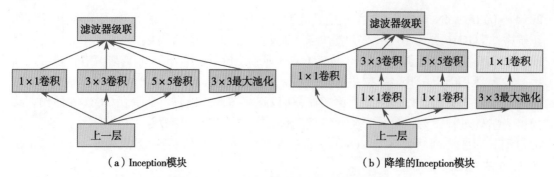

（a）Inception模块　　　　　　　　（b）降维的Inception模块

图 6-2-2　GoogLeNet 的 inception 结构图

（三）ResNet 网络模型

随着深度学习神经网络的加深，出现了训练集准确率饱和 / 或下降的现象，但这个不能由过拟合解释，因为过拟合在训练集上会表现得更好，所以可以排除过拟合的影响。为了针对这个问题，ResNet 的作者提出了这种全新的网络，又名深度残差网络，它允许网络尽可能地加深，同时引入了全新的结构以解决梯度消失问题。ResNet 在 2015 年被提出，在 ImageNet 大规模视觉识别竞赛分类任务上获得第一名，因为它"简单与实用"并存，之后很多方法都在 ResNet50 或者 ResNet101 的基础上完成。检测、分割、识别等领域都纷纷使用 ResNet 结构，Alpha zero 程序也使用了 ResNet。上述这些应用足以证明 ResNet 的性能优越。

ResNet 的基本思想是引入了能够跳过一层或多层的"shortcut connection"。ResNet 有 2 个基本的结构，一个结构是前向神经网络，输入和输出的维度是一样的，所以可以串联多个；另外一个基本结构是"shortcut"，输入和输出的维度是不一样的，所以不能连续串联，它的作用是为了改变特征向量（feature vector）的维度。图 6-2-3 是 ResNet 的基本"shortcut connection"结构。

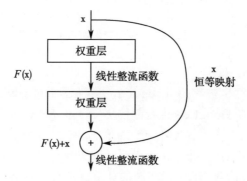

图 6-2-3　ResNet 的基本"shortcut connection"结构

第三节　模型训练与优化

一、训练的基本过程

确定了模型和训练数据集后就可以开始进行模型训练。训练的基本过程为：

1. 对数据预处理而构建训练集。

2. 将数据输入神经网络（每个神经元先输入值加权累加再输入激活函数作为该神经元的输出值）正向传播，得到得分。

3. 将"得分"输入误差函数（正则化惩罚，防止过度拟合），与期待值比较得到误差，多个则加和，通过误差判断识别程度（损失值越小越好）。

4. 通过反向传播（反向求导，误差函数和神经网络中每个激活函数都要求，最终目的是使误差最小）来确定梯度向量。

5. 通过梯度向量来调整每一个权值，向"得分"使误差趋于 0 或收敛的趋势调节。

6. 重复上述过程直到设定次数或损失误差的平均值不再下降（最低点），训练完成。

二、优化训练

在深度模型训练中，为了优化训练效果，可以采取以下优化训练方法：

（一）数据增强（data augmentation）

当前深度学习而言，大部分采用了有监督的学习方法，也必然导致了需要广泛收集图像样本，并进行对应的图像标注的工作。而人力时有穷尽，高质量的样本集图片又是构建一个优秀的机器学习系统的关键因素。使用适当的数据增强方法可以将数据集的数量增大 10 倍以上，从而极大化利用小样本集中的每个样本，使研究者可以训练小样本集得到一个较好的机器学习模型。数据增强方法也可以提高模型的鲁棒性，防止其在训练中出现过拟合的现象。

常用的数据增强方法主要来自数字图像处理中的几何变换，但不改变图像中的像素值，而是改变了其空间位置，借此希望卷积神经网络学习到图像中更多的不变性特征，也有利于提高其泛化性能。主要的方法有以下 7 种：

1. 平移（shift）变换　对原始图片在图像平面内以某种方式（预先定义或者随机方式确定平移的步长、范围及其方向）进行平移。

2. 翻转（flip）变换　沿竖直或者水平方向对原始图片进行翻转。

3. 随机裁剪（random crop）　随机定义感兴趣区域以裁剪图像，相当于增加随机扰动。

4. 噪声扰动（noise）　对图像随机添加高斯噪声或者椒盐噪声等。

5. 对比度变换（contrast）　改变图像对比度，相当于在 HSV 空间中，保持色调分量 H 不变，而改变亮度分量 V 和饱和度 S，用于模拟现实环境的光照变化。

6. 缩放变换（zoom）　以设定的比例缩小或者放大图像。

7. 尺度变换（scale）　与缩放变换有点类似，不过尺度变换的对象是图像内容而非图像本身（可以参考 SIFT 特征提取方法），构建图像金字塔以得到不同大小、模糊程度的图像。

（二）权重初始化及其他

权重初始化（weight initialization）：传统神经网络之所以一直没办法加深网络的深度，一个很重要的原因在于使用随机梯度下降法训练时，随着训练迭代过程的深入会出现梯度弥散的现象，也就导致了神经网络无法有效地从样本中进行学习。而造成梯度弥散的一部分原因应该归结于传统神经网络使用了权重随机初始化。现代深度神经网络抛弃了随机初始化的方法，转而使用高斯初始化、Xavier 算法等来解决这一问题。

此外，还有随机梯度下降法（stochastic gradient descent）、批规范化（batch normalization）等有效优化方法。

第四节　测试与评价

在深度学习训练中，训练是在训练数据集上进行的，经过训练获得的模型需要在测试数据集上进行泛化能力的测试。测试集作为新的测试数据不能参与训练过程。训练获得的模型是否能够拟合新的测试数据称为模型的泛化能力。如果模型设计的合理，并且训练得当，则模型的泛化能力就强，反之在测试集上的性能就会有较大下降，使得模型的泛化能力减弱。为了检验深度网络模型的泛化能力是否满足要求，通常训练好的网络模型都需要在测试集上进行测试。同时，在测试时，需要定义性能的评价指标和评价方式。评价指标可以对模型在测试数据集上的性能进行评价。

机器学习过程分为模型设计阶段与应用阶段，在模型设计阶段采用离线评估，在应用阶段可以采用在线评估。一般情况下，模型设计阶段的测试与评价尤为重要。模型设计阶段是使用采集数据训练一个适合解决目标任务的深度网络模型，并对模型进行验证与评价，然后通过评价指标选择一个好模型。另外，最有效的模型应用是循环迭代的过程，通过迭代调整和调优才能适应在线数据和任务目标。选用模型开始都是假设数据的分布是一定的，当数据的分布随着时间的经过而改变时，模型性能会有所下降，表明该模型已经无法拟合当前的数据变化，此时需要对模型进行重新训练。

机器学习最常见的模型评价指标包括查准率、查全率等。查准率（precision）是指在所有系统判定的"真"的样本中，确实是真的占比。查全率（recall）是指在所有确实为真的样本中，被判为的"真"的占比。查准率和查全率是一对相互制约的度量参数，通常查准率高时，查全率会偏低；而查全率高时，查准率会偏低。而 F1 度量（F1-score）是一个综合考虑查准率和查全率的指标，更为常用。此外，目标检测任务中常用的评价指标交并比（intersection over union，IOU），是用来表示预测框与标注框的交集与并集之比，其数值越大表示该检测器的性能越好。

在人工智能深度学习研究和应用中，特别是在深度网络模型训练过程中，对模型的测试和评价十分重要。只有选择与问题相匹配的深度网络模型和评价方法，才能够准确、高效地进行模型设计、选择和训练。同时，在模型训练训练中迭代地对模型进行优化，以获得性能良好的参数，并且使模型在应用中具有良好的泛化能力。

（王生进）

参 考 文 献

[1] Krizhevsky A，Sutskever I，Hinton G. ImageNet Classification with Deep Convolutional Neural Networks// NIPS. Curran Associates Inc. 2012.

[2] Shetty S. Application of Convolutional Neural Network for Image Classification on Pascal VOC Challenge 2012 dataset. 2016.

[3] Learned-Miller E. Huang G B. Roychowdhury A. et al. Labeled Faces in the Wild: A Survey// Advances in Face Detection and Facial Image Analysis. Springer International Publishing，2016.

[4] Rajpurkar P. Irvin J. Bagul A. et al. MURA: Large Dataset for Abnormality Detection in Musculoskeletal Radiographs. 2017.

[5] Han F. Zhang G. Wang H. et al. A texture feature analysis for diagnosis of pulmonary nodules using LIDC-

IDRI database［C］// 2013 IEEE International Conference on Medical Imaging Physics and Engineering（ICMIPE）. IEEE，2013.

[6]　Szegedy C，Liu W，Jia Y，et al. Going Deeper with Convolutions. 2014.

[7]　He K，Zhang X，Ren S，et al. Deep Residual Learning for Image Recognition.IEEE Computer Society，2015.

第七章　全球医学人工智能体系的研究与应用平台

第一节　全球医学人工智能体系研究

第一节　全球医学人工智能体系研究

随着深度学习的蓬勃发展及计算机技术的日益成熟，医疗人工智能的发展得到了加速推动，计算机视觉等相关研究的进步让医学图像辅助诊断改头换面，人工智能机器人的发展也为手术介入提供了新的思路。本节主要介绍国内外研究机构及高校在医疗人工智能、影像分析、AR 可视化、视觉诊断技术、手术机器人等方向的体系研究。

一、国外医学人工智能研究

慕尼黑工业大学的 Navard 教授团队，致力于医学影像及医学增强现实的相关研究。医学增强现实（augmented reality，AR）中的原位可视化能够利用患者真实解剖结构的视频视图来注册虚拟数据的视图，例如 3DCT 扫描，可以实现数据与所需的精度对齐，这样外科医生就不必在手术室中的外部监视器上分析数据。外科医生可以直接观察并"进入"患者，不再需要在手术现场进行医学图像的附加分析。通过增强身体内的医学图像和虚拟手术器械提供最直观的方式来展示患者体内的解剖结构，促进了新一代外科导航系统的研发。

斯坦福大学的人工智能医学影像中心致力于利用机器学习和其他人工智能技术完成临床医学成像相关的研究项目。通过商业关系和开源软件向更多的受众传播最终的决策支持算法，其最终任务是带领合作伙伴将用于临床图像的机器学习的研究数据和算法标准化，并使患者能够贡献他们自己的成像数据用于医学研究。该团队主要利用深度学习与计算机视觉技术，结合 X 射线及磁共振成像技术，开发安全可靠精准的医疗诊断系统。

华盛顿大学的 Maxwell W Libbrecht 教授致力于开发和维护用于基因组注释的 Segway 方法。Segway 是基于动态贝叶斯网络模型的基因组注释方法，他们发起了 ENCODE 项目来创建人类基因组中功能元素的目录。至今，ENCODE 项目和其他联盟已经从数百种人类组织和细胞类型中产生了数千种基因组分析，基因组分析可以发现和编码人类基因组中的功能活动。其中，Maxwell W Libbrecht 教授创建的 Segway Encyclopedia 数据包括了大量不同类型的人类细胞的数据。

近年来，加州大学洛杉矶分校的机电控制实验室和斯坦福眼科研究所联合开发了 IRISS 眼科机器人平台。IRISS 的研究目标是开发一种能够通过远程操作进行眼前后节外科手术的智能平台。IRISS 具有独特的能力，可以同时通过几毫米间隔的眼部切口操作两个手术器械。IRISS 可以自动在每个手臂上的多个手术器械之间进行交替，便于外科手术的开展。

二、国内医学人工智能研究

国内医学人工智能主要集中在影像领域。代表性的影像云服务公司包括医众影像、汇医慧影等。图玛深维、猜想技术、亚森技术等公司主要提供深度护理、智能影像分析诊断等网络云服务。医学图像的发展虽然比其他领域先进，但也存在着数据量大、标注难度大、标注质量低等问题。其中，雅森技术利用深度学习技术对医学图像进行定量分析，提高了诊断的准确性。而 DeepCare 通过图像识别技术的研发，利用深度学习对医学图像进行智能化检测和分析，发现新入与确诊病例的匹配，从而辅助医疗诊疗。

中国首个与飞利浦公司合作的"飞利浦医学影像智能云平台"落地在吉林大学第一医院。该平台通过智能图像处理，辅助提高放射科医师的诊断准确率。在此基础上，双方还将通过密切的临床科研合作，进一步推动特定临床场景下人工智能图像的科研和成果转化。"飞利浦医学影像智能平台"是经 CFDA 认证的智能影像诊断与研究平台。它包括两个部分："云探测平台"和"云三维图像后处理平台"。作为医疗影像诊断平台，涵盖了肿瘤学、心血管疾病学、神经科学等多个临床放射学领域。该平台兼容各种不同影像设备，提供各类设备图像的融合效果和先进的多通道图像的可视化处理。图像特征挖掘疾病，纵向追踪和先进的特性描述功能可以帮助临床医生作出快速、准确的临床诊断决策并制定基于图像的个性化的治疗计划和跟踪疾病的随访计划。该平台作为科研平台，能提供数据库管理系统等专业科研服务，同时采用了开源的架构，是一款开放的人工智能平台。平台的开放性有利于各科室医生轻松地整合自己的计算方法，并应用到第三方临床研究中。

中国中山大学中山眼科中心的林浩添教授在受到 2015 年谷歌 DeepMind 发表论文的启发后，带领团队打造了一个人工智能平台，用于先天性白内障的筛查和诊断。并与西安电子科技大学刘西洋教授联合，通过 ILSVRC 2014（ImageNet Large Scale Visual Recognition Challenge of 2014）的冠军模型建立了一个深度学习模型（该模型可用于训练和分类，被认为是在图像识别领域中占主导地位的模型）以识别先天性白内障，名为 CC-Cruiser。2017 年 1 月 30 日，相关研究成果在 Nature Biomedical Engineering 期刊上发表。对 CC-Cruiser 进行的 5 次计算机模拟测试显示，筛查先天性白内障患者时，CC-Cruiser 的准确率为 98.87%。在危险评估中，CC-Cruiser 三个指标（深浅、位置和不透明面积）的准确率分别为 95.06%、95.12% 和 93.98%。在辅助决策中，CC-Cruiser 为眼科医生提供建议的准确率为 97.56%。研究者选择了三家综合性医院（非眼科）来进行测试，从而进一步探讨 CC-Cruiser 的实用性和通用性。在测试中，CC-Cruiser 的筛查准确率高达 98.25%，而危险评估的三项指标（深浅、位置和不透明面积）的准确率分别高达 92.86%、100% 和 100%，辅助决策的准确率为 92.86%。

第二节　全球医学人工智能应用平台

医学人工智能应用平台的发展离不开各大科技公司以及众多人工智能创业公司的重金投入，一款优秀的医学人工智能应用平台是企业在该领域立足的根本。因此，本小节通过介绍当前全球颇具有影响力的医学人工智能公司及其产品业务，来阐述当今医学人工智能应用平台的现状。

一、国外人工智能应用平台

（一）DeepMind Health

继 AlphaGo 在围棋领域崭露头角后，2016 年开始，DeepMind 开始发力医疗领域。期间其旗下的 DeepMind Health 与英国国家医疗服务体系（NHS）、Moorfields 眼科医院进行深度合作，使用机器学习技术共同研发了一套用于诊断眼科疾病的系统。该团队最近推出的一款 AI 产品可以通过 3D 扫描识别数十种常见眼部疾病，并给出相应的治疗建议。这一研究结果发表在《自然医学》杂志，该算法基于深度学习来识别数据中的常见模式，根据光学相干断层扫描（OCT）对患者眼睛进行的 3D 扫描结果来诊断。深度学习算法的引入大大缩短了医生做决策的时间，提高了医生的工作效率。

（二）MedyMatch

MedyMath 旨在研发关于脑卒中（一种急性脑血管疾病）的智能解决方案。其产品能够检测出病理数据中医生难以察觉的异常，协助医生更准确、更迅速地确定患者的病情，有利于患者脑卒中疾病的早发现、早治疗。MedyMatch 公司使用深度学习技术研发了该产品。首先采集海量的病理数据，由权威专家打好标签，之后送入预先定义好的神经网络框架中训练。神经网络可以不断迭代和挖掘病理数据与诊断结果的联系，学习病理数据中存在的潜在映射关系。通过优化算法不断降低系统预测结果与真实值的差距，该系统可以实现独立处理病理数据，并且精度和速度方面可以与专家匹敌，甚至超过拥有丰富经验的医生。在 2017 年 3 月初，MedyMatch 公司又开启了与 IBM 沃森医疗的合作，两者正在合力把此应用和 IBM 沃森的影像业务结合在一起，将诊断脑出血的应用推向更大的市场。

（三）Babylon Health

Babylon Health 的主要目的是通过人工智能技术，将便利实惠的健康服务提供给每个人，从而实现医疗保健的大众化。Babylon Health 基于与用户的沟通数据，研发了一款人工智能系统，该系统能够通过与用户对话从而对用户的健康状况进行评估，并提出一系列用于改善不良生活习惯、有利于健康的建议，问题严重时还会推荐自行买药或是尽快去医院就诊。最近，Babylon Health 与腾讯旗下的医疗部门达成合作，双方计划在 Babylon Health 的人工智能系统的基础上，进一步探索用户健康智能评估等前沿问题，并开始尝试该系统在中国的本土化。

二、国内人工智能应用平台

（一）腾讯觅影

腾讯觅影是将人工智能技术运用在医学领域的国内首款 AI 产品，聚合了包括 AI Lab、优图实验室、平台架构等多个不同领域的团队资源，实现了计算机视觉、深度学习、体系结构以及医学的跨学科整合。

腾讯觅影的两大主要功能是"AI 医疗影像"与"AI 辅助诊断"，其中"AI 医疗影像"主要包含糖尿病性视网膜病变的检测，以及肺癌、食管癌、结直肠癌、乳腺癌、宫颈癌等癌症的早期筛查；而"AI 辅助诊断"主要包含智能导诊技术、病案智能管理、诊疗风险监控等，旨在降低诊疗过程中由于医生的疲劳等所带来的风险。另一方面，该平台还能够帮助医生分析病案，降低医生的工作强度，从而提升医生的诊疗和科研效率。2018 年 6 月 21 日，由腾讯医疗团队开发的首个 AI 医学辅助诊疗开放平台正式发布，一同开放的还有其旗下的首款 AI 辅诊引擎，依托于腾讯觅影在医疗领域所积累至今的病理数据库、诊断模型、医学相关的知识图谱以及名医专家库等优秀资源，该 AI 辅诊引擎能够深入开展参与意愿的数据分析、疾病预测以及辅助决策等任务，提供一站式的免费开放服务。

（二）图玛深维

图玛深维（12Sigma）致力于研发基于医学影像的辅助诊断系统，并试图构建对应的多元解决方案。其产品涵盖范围广，涉及到多种疾病，例如脑卒中、脑肿瘤、乳腺癌、胸部疾病以及肝脏疾病等。图玛深维构建了较为完整的医学影像辅助诊断产品体系，包括肺结节智能诊断系统（σ-Discover/Lung Nodule），胸部 X 线智能诊断系统（σ-Discover/Lung DR），乳腺钼靶智能诊断系统（σ-Discover/Mammo），脑卒中 CT 智能诊断系统（σ-Discover/Stroke CT）以及肝脏 CT 智能诊断系统（σ-Discover/Liver CT），这些平台基于深度学习技术，通过数十万张病例图片的学习，达到辅助医生快速准确诊断疾病的目的。

（三）雅森科技

雅森科技也是医学影像人工智能分析大军中的一员，专注于采用各类数学算法进行医疗图像处理、机器训练、大数据库比对、标准生物物理影像模型的开发与应用，将海量数据转化为高效的诊断能力。目前雅森科技在脑部诊断方面已经有了比较成熟的人工智能产品"雅森天玑 ™"智慧医疗平台，作为典型的多模态产品，该平台可以通过核磁数据、脑电图数据、影像数据以及量表数据等对癫痫、阿尔茨海默病、帕金森病等进行早期的诊断预测，并可以提前 3～5 年发现疾病发展的特征，从而提前预警、干预治疗，早期的治疗效果将远好于中度或重度时期采取的药物治疗。

以上即为国内外具有较大影响力的 AI 公司以及其医学人工智能平台。人工智能在医疗领域发展迅速，相信在未来会有越来越多优秀的创业公司与智能医疗平台的出现，医疗行业将会慢慢适应并且拥抱这些新气象。

（黄　凯）

参 考 文 献

[1] Guerrouad A，Vidal P. SMOS: Stereotaxical microtelemanipulator for ocular surgery//Engineering in Medicine and Biology Society，1989. Images of the Twenty-First Century. Proceedings of the Annual International Conference of the IEEE Engineering in，November 9-12，1989，Seattle，USA. IEEE，1989：879-880.

[2] Ueta T，Yamaguchi Y，SHIRAKAWA Y. Robot-assisted vitreoretinal surgery-development of a prototype and feasibility studies in an animal model. Ophthalmology，2009，116（8）：1538-1543.

[3] Üneri A，Balicki M A，Handa J，et al. New steady-hand eye robot with micro-force sensing for vitreoretinal surgery//Proceedings of the 2010 3rd IEEE RAS & EMBS，International Conference on Biomedical Robotics and Biomechatronics，September 26-29，2010，Tokyo，Japan. IEEE，2010：814-819.

[4] Long EP，Lin HT，Liu ZZ，et al. An artificial intelligence platform for the multihospital collaborative management of congenital cataracts. Nature Biomedical Engineering，2017，1（2）：0024.

第八章　医学人工智能的成功案例

第一节　老年性黄斑变性的人工智能诊断

老年性黄斑变性又称年龄相关性黄斑变性（age-related macular degeneration，AMD），是威胁老年视力健康的常见疾病。AMD 的全球患病率为 8.69%，欧美国家 AMD 的患病率略高于亚洲和非洲国家。未得到及时治疗的 AMD 有较高的致盲率，在发达国家，其致盲率为8.7%。

老年性黄斑变性大多发生于 45 岁以上，其患病率随年龄增长而增高，并且病变一旦波及黄斑区，造成的视力损伤往往不可逆转，因此进行大规模老年人群筛查的意义重大。然而由于专业眼科医生的缺乏，尤其在医疗资源匮乏的落后地区，实现大规模人群 AMD 筛查的难度较大。如果人工智能可以代替人类医生对此类疾病进行筛查，这对 AMD 的防治有着重大的临床意义。

本章节将通过人工智能 AMD 筛查系统的研发过程（参考文章：*Artificial intelligence-based decision-making for age-related macular degeneration*）来详细阐明进行医学人工智能研究的步骤和要点。

一、数据收集

本研究收集 2017 年 1 月至 2017 年 12 月 31 日就诊的 AMD 患者的 OCT 图片，并根据其临床特征分为干性 AMD、活动性湿性 AMD、静止性湿性 AMD，同时收集了 174 名正常人的 OCT 图片。

（要点：尽可能多收集所研究疾病的病例数据资料，包括图片资料，诊断资料等，数量越大，研究的可信度也就越高。其次，所纳入的图片最好囊括研究疾病所有的发展阶段和疾病形态特征，这样研究成果的推广性才会更好）

二、数据清洗和标注

2 名视网膜病专家对收集的 OCT 图片进行标注，去除模糊的低质量图片后，根据 AMD 的 OCT 图像特征，将图片分为正常、干性 AMD、活动性湿性 AMD、静止性湿性 AMD 四类。同时请经验丰富的眼科医生根据患者的医疗记录确定结果是否与视网膜专家分类的结果一致，以此为参考标准来确定每张图片的最终标签。

（要点：分类的参考标准的定义必须严格、清晰、客观，一般按照临床的诊断结果和分期来确定分类。因为机器学习是基于参考标准的分类来学习的，如果参考标准模糊导致分类

错误,机器就会学到类似的错误,最终影响机器学习的准确率)

三、数据预处理

目前最主要的数据预处理手段就是数据标准化,例如改变图片的大小使其均一化,提高图片的对比度使其清晰等。但需要注意的是预处理不可以改变图像原本的信息,只能对其格式、大小、清晰度、亮度等进行调整和统一。

针对数据量偏小的研究可采用数据增量的方法来变向提高数据的样本量,例如通过对图片进行旋转、镜面反转、位移变化等方式来将一张图片增量为多张图片。

在研究中常常存在样本不均衡的情况,也就是分类数据的某一类特别多,而另一类特别少。处理这种数据不平衡的首选方法为增加较少类研究对象的样本量,以增加较少类的数据量。如果样本量无法增加,则可随机去掉数据较多一类研究对象的样本量或是增加数据较少一类样本量的训练权重来均衡数据。本案例主要通过数据标准化和数据增量的方法来对数据进行预处理,然后将数据分为训练集(80%/28 720 张),验证集(20%/7 180 张),测试集照片为单独的一个数据集,由 3 872 张图片组成,每一类图片为 968 张。具体流程见图 8-1-1。

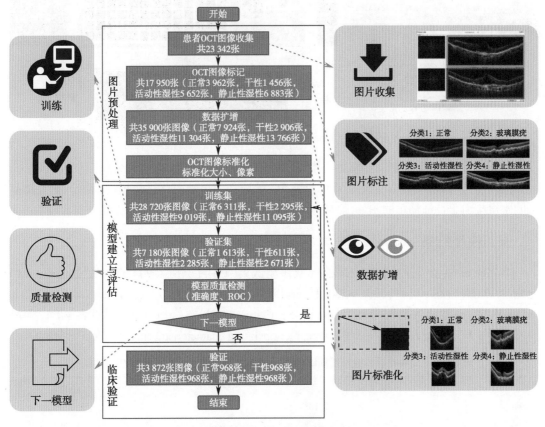

图 8-1-1 数据收集和卷积神经网络训练的流程图

(要点:数据的预处理没有一个固定的模式,需根据已有的数据做个性化的处理,例如图片亮度普遍较暗,则可以通过加图片亮度使其更清晰,样本量较少无法短期增加,则可通过数据增量来扩充样本量,预处理的目的就是提高训练样本量,增加机器学习的准确率)

四、模型选择

目前机器学习的模型有很多种,本案例主要选择了三种广泛应用于深度学习的卷积神经网络 VGG16、InceptionV3 和 ResNet50 来进行模型训练,选择 Loss 最小的最佳模型,通过其在测试集中的表现来对模型的优劣进行评估,并选用最合适模型制作热图定位病变的部位,深度学习卷积神经网络的作用过程如图 8-1-2。

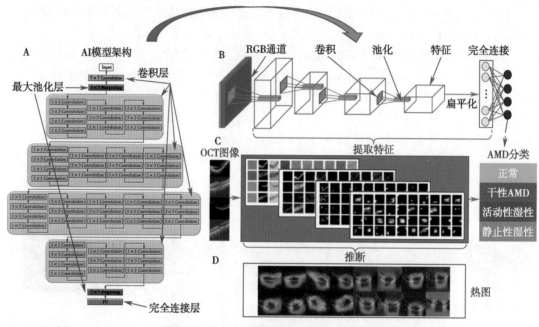

图 8-1-2 ResNet 卷积神经网络的作用过程

(要点:卷积神经网络的选择没有固定的规则,但一般所研究疾病图片的特征复杂就选择复杂的网络进行模型训练,疾病图片信息简单,就选择简单地网络进行模型训练。如果将复杂的网络应用于特征简单的图片,训练模型就有可能会出现过拟合,导致无法获得最佳模型)

五、模型结果

本案例三种卷积神经网络训练的模型在测试集中各自识别 AMD 的准确性(accuracy)分别为 VGG16:91.40%(3539/3872),InceptionV3:92.67%(3588/3872),ResNet50:90.73%(3513/3872),其诊断各类 AMD 的灵敏性(sensitivity)和特异性(specificity)详见表 8-1-1,混淆矩阵见图 8-1-3,受试者工作特征曲线(receiver operating characteristic curve,ROC)见图 8-1-4。

表 8-1-1 三种卷积神经网络训练的最佳模型在测试集上识别各类 AMD 的表现

	VGG16	InceptionV3	ResNet50
准确性	91.40%	92.67	90.73%
灵敏性(正常)	99.07%	99.38%	99.17%
灵敏性(干性 AMD)	83.99%	85.64%	81.20%
灵敏性(静止性湿性 AMD)	96.07%	97.11%	95.35%
灵敏性(活动性湿性 AMD)	86.47%	88.53%	87.19%
特异性(正常)	99.54%	99.70%	99.80%

	VGG16	InceptionV3	ResNet50
特异性（干性 AMD）	99.34%	99.57%	99.45%
特异性（静止性湿性 AMD）	90.40%	91.82%	90.24%
特异性（活动性湿性 AMD）	99.05%	98.99%	97.84%

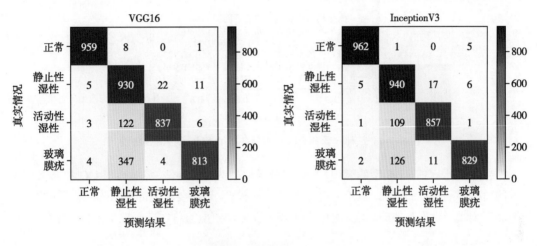

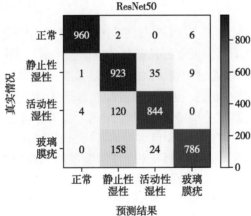

图 8-1-3　三种卷积神经网络模型在诊断各类型 AMD 的表现

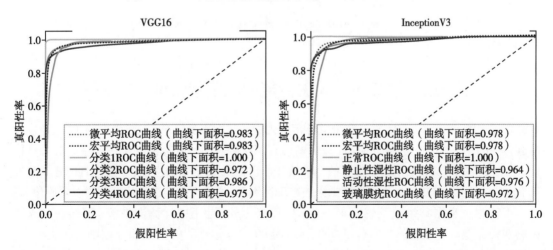

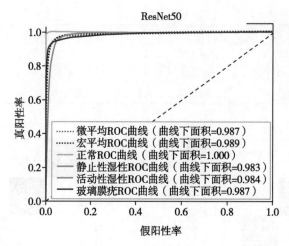

图 8-1-4　三种卷积神经网络诊断各类型 AMD 的 ROC 曲线

（要点：对于评估 AI 模型的表现，一般二分类模型选择特异性、灵敏性、ROC 和 ROC 曲线下方的面积（area under curve，AUC），对于多分类的模型，还需要加上混淆矩阵。模型的准确性并不能完全代表模型具体的表现，所以现在较少以单一模型的总体准确性来评估模型的优劣）

六、结果分析

从混淆矩阵图以及 ROC 曲线可以看出，三个模型对静止性湿性 AMD、活动性湿性 AMD、干性 AMD 的识别能力逐渐减弱。从整体的准确性来看，均较好，都超过了 90%。根据热图，我们可以看出 AI 可以通过识别 AMD 的特征来准确分类。通过检查错误分类照片和热图结果来分析错误分类的原因，发现如果活动性湿性 AMD 视网膜下液体较浅或者是位于周边部，则模型容易将其错分为静止性湿性 AMD；如果静止性湿性 AMD 色素上皮层下方的玻璃膜疣较大或者发生融合，模型就容易将其错分为活动性湿性 AMD。

（要点：在根据模型表现对结果进行分析时，需要说明模型准确性是否达到了研究目的，分析模型犯错误的原因，讨论减少模型错误率的方法）

（李中文　邓文锐）

参 考 文 献

Hwang DK，Hsu CC，Chang KJ，et al. Artificial intelligence-based decision-making for age-related macular degeneration. Theranostics，2019，9（1）：232-245.

第二节　人工智能诊断甲状腺癌

在过去的 20 年里，甲状腺癌在全世界范围内的发病率不断升高，已成为中国小于 30 岁女性群体中的第三大常见肿瘤。通常，被怀疑患有甲状腺癌的患者会被安排进行甲状腺超声检查，医生会根据甲状腺结节在影像上的特殊改变作出临床诊断。但这一检查过程耗时较长且容易受医生主观因素的影响，临床诊断结果的准确性不高，通常还需要进行病理活检以明确诊断。

甲状腺癌根据其组织发生及形态结构，可分为乳头状腺癌、滤泡性癌、髓样癌和未分化癌四种亚型。甲状腺癌的总体 5 年生存率为 99.7%，但不同的亚型和分期则有较大差别：

Ⅰ期和Ⅱ期的乳头状腺癌、滤泡性癌和髓样癌的 5 年生存率可接近 100%，而Ⅳ期的未分化癌只有 7%。事实上，近年来甲状腺癌发病率的提升，是临床诊断技术提升导致的过度诊断和过度治疗的结果，表现为惰性和分化良好的乳头状癌和其他早期甲状腺癌的发病率快速增长，而晚期甲状腺癌的发病率则缓慢增加。

因此，开发一种基于深度卷积神经网络的高灵敏度、高特异性的人工智能框架，可以识别出处于疾病早期，风险较低的个体，从而避免不必要的细针穿刺活检。

本章节将以人工智能诊断甲状腺癌为例（参考文章：*Diagnosis of thyroid cancer using deep convolutional neural network models applied to sonographic images：a retrospective，multicohort，diagnostic study*），来讲述进行医学人工智能研究的主要步骤。

一、数据收集和整理

该研究总共收集了来自三家不同医院的回顾性、多队列超声影像数据。这些影像数据是从不同品牌的超声设备上导出的，并以 jpeg 格式保存。另外，所有甲状腺癌患者的诊断，均有"金标准"病理诊断作为依据，并根据病理诊断结果对每一张超声影像进行标注，如良性、恶性等。最终得到的训练集为来自其中一家医院的 42 952 例甲状腺癌患者的 312 399 张超声影像，和来自正常人的 5 651 张影像，其中已将非病理报告所在部位的甲状腺癌超声影像予以剔除。验证集数据包括了来自该医院的 8 606 张甲状腺癌超声影像，和来自另外两家医院的 741 张和 11 039 张甲状腺癌患者的超声影像（表 8-2-1）。

表 8-2-1　基线数据的特点

	训练集[1]（n=42 952）	天津内部验证集（n=1 118）	吉林外部验证集（n=154）	威海外部验证集（n=1 420）
甲状腺癌住院病人数	17 627（41%）	563（50%）	70（45%）	542（38%）
图片数	131 731	4 491	347	4 818
正常住院病人数	5 651（13%）	555（50%）	84（55%）	878（62%）
图片数	51 255	4 115	394	6 221
正常门诊病人数[2]	19 674（46%）	0	0	0
图片数	129 413	0	0	0
男性人数	10 832（25%）	261（23%）	34（22%）	282（20%）
图片数	78 768	1 785	154	1 992
女性人数	32 032（75%）	866（77%）	120（78%）	1 138（80%）
图片数	233 268	6 830	587	9 047
年龄（岁）	44（36～54）	47（24～41）	51（45～59）	50（41～59）
年龄≤30 岁的男性	2 009（5%）	112（10%）	1（<1%）	24（2%）
年龄≥30 岁的男性	8 823（21%）	146（13%）	33（21%）	258（18%）
年龄≤30 岁的女性	5 830（14%）	381（34%）	5（3%）	76（5%）
年龄≥30 岁的女性	26 202（61%）	479（43%）	115（75%）	1 062（75%）

数据包括样本量，样本百分比，四分位数间距。

[1] 训练集中有 88 个个体缺失性别信息（总共 363 张图片）

[2] 这些个体经临床医生检查后，被判定为没有恶性特征

二、模型选择

目前深度卷积神经网络的模型有很多种，该研究主要使用了两种应用广泛的模型，

ResNet-50 和 Darknet-19 进行分类训练。他们先用 131 731 张甲状腺癌患者的超声影像和 180 668 张正常人的超声影像对两种模型进行训练,然后再依据两者验证的准确率进行权重分配,以结合两个训练好的模型。Darknet-19 由于其更好的准确性而被设置了较高的权重级别。此外,在训练过程中,他们还使用了实时数据增强技术,通过随机裁剪、旋转、水平或垂直翻转、缩放、平移、饱和度和曝光调整等图像处理,生成了更多的训练图像,模拟了现实世界中观测到的数据多样性,避免了模型过拟合。

三、模型结果

该研究使用了准确率(accuracy),敏感性(sensitivity),特异性(specificity),阳性预测值(positive predictive value),阴性预测值(positive predictive value),ROC 曲线来表示人工智能模型在诊断甲状腺癌方面的能力(表 8-2-2,图 8-2-1)。

表 8-2-2　使用验证集检测深度卷积神经网络模型的总体性能指标

	天津队列(n=1 118)	吉林队列(n=154)	威海队列(n=1 420)
准确率(95%CI)	0.889(0.869～0.907)	0.857(0.792～0.908)	0.863(0.844～0.880)
敏感性(95%CI)	0.922(0.897～0.943)	0.843(0.736～0.919)	0.849(0.816～0.878)
特异性(95%CI)	0.856(0.824～0.884)	0.869(0.778～0.933)	0.871(0.847～0.893)
阳性预测值	0.866	0.843	0.803
阴性预测值	0.915	0.869	0.903
Kappa 值 [1]	0.778	0.712	0.712
F_1 值 [2]	0.893	0.843	0.825

[1] 检测深度卷积神经网络模型的预测结果与病理报告的一致性

[2] 检测深度卷积神经网络模型的预测结果与病理报告相比的准确性

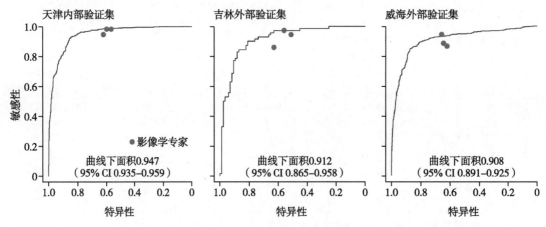

图 8-2-1　使用三个验证集检测深度卷积神经网络模型在识别甲状腺癌上的总体性能指标

另外,他们将深度学习模型预测的甲状腺癌诊断结果与 6 名熟练的甲状腺超声放射科医生作对比(这些医生每个人至少有 6 年的工作经验),以病理结果作为标准答案。人机准确率的对比有利于了解深度学习预测模型的临床应用水平,在很多研究中都会设置这个环节对深度学习模型的能力进行评估(表 8-2-3)。

表8-2-3　使用经过挑选的验证集，比较深度卷积神经网络模型的性能指标与影像学专家之间的差别

	天津队列 (n=500)				吉林队列 (n=154)				威海队列 (n=274)			
	影像学专家1	影像学专家2	影像学专家3	DCNN模型	影像学专家1	影像学专家4	影像学专家5	DCNN模型	影像学专家2	影像学专家4	影像学专家6	DCNN模型
准确率	0.786	0.780	0.796	0.898	0.747	0.734	0.708	0.857	0.818	0.726	0.777	0.865
(95%CI)	(0.747~0.821)	(0.741~0.816)	(0.758~0.830)	(0.868~0.923)	(0.670~0.813)	(0.657~0.802)	(0.629~0.778)	(0.792~0.908)	(0.767~0.861)	(0.669~0.778)	(0.723~0.825)	(0.819~0.903)
敏感性	0.941	0.980	0.984	0.934	0.971	0.857	0.943	0.843	0.856	0.864	0.941	0.847
(95%CI)	(0.905~0.967)	(0.955~0.994)	(0.960~0.996)	(0.896~0.961)	(0.901~0.997)	(0.753~0.929)	(0.860~0.984)	(0.736~0.919)	(0.779~0.914)	(0.789~0.920)	(0.882~0.976)	(0.770~0.907)
特异性	0.623	0.570	0.598	0.861	0.560	0.631	0.512	0.869	0.788	0.622	0.654	0.878
(95%CI)	(0.559~0.684)	(0.505~0.633)	(0.534~0.660)	(0.811~0.902)	(0.447~0.668)	(0.519~0.734)	(0.400~0.623)	(0.778~0.933)	(0.716~0.850)	(0.541~0.698)	(0.57×8)	(0.816~0.925)
阳性预测值	0.724	0.705	0.720	0.875	0.648	0.659	0.617	0.843	0.754	0.634	0.673	0.840
阴性预测值	0.910	0.965	0.973	0.925	0.959	0.841	0.915	0.869	0.879	0.858	0.936	0.884
Kappa值[1]	0.569	0.555	0.588	0.796	0.510	0.476	0.436	0.712	0.634	0.466	0.567	0.725
F₁值[2]	0.818	0.820	0.832	0.904	0.777	0.745	0.746	0.843	0.802	0.731	0.784	0.844

所有验证集的病人均是随机选择的。DCNN＝深度卷积神经网络。

[1] 检测深度卷积神经网络模型的预测结果与病理报告的一致性。[2] 检测深度卷积神经网络模型的预测结果与病理报告相比的准确性。

四、结果分析

结果显示，该深度学习模型可以在三个不同医院的验证集中实现高准确性、高敏感性和高特异性的甲状腺癌自动诊断。而在与有一定经验的放射科医生相比时，该人工智能诊断系统对甲状腺癌患者的分类也具有更好的准确性和特异性。

值得一提的是，由于该研究中使用的甲状腺超声图像是由几种不同类型的超声设备生成的，增加了数据的多样性，与放射科医生的诊断相比，消除了部分主观性因素的影响，使得人工智能诊断系统具有更好的准确性。

（杨华胜　毕少炜）

参 考 文 献

[1] Chen W，Zheng R，Baade PD，et al. Cancer statistics in China，2015. CA: A Cancer Journal for Clinicians，2016，66（2）：115-132.

[2] Tessler FN，Middleton WD，Grant EG，et al. ACR Thyroid Imaging，Reporting and Data System（TI-RADS）：White Paper of the ACR TI-RADS Committee. J AM COLL RADIOL，2017，14（5）：587-595.

[3] Russ G，Bonnema SJ，Erdogan MF，et al. European Thyroid Association Guidelines for Ultrasound Malignancy Risk Stratification of Thyroid Nodules in Adults：The EU-TIRADS. European Thyroid Journal，2017，6（5）：225-237.

[4] Haugen BR，Alexander EK，Bible KC，et al. 2015 American Thyroid Association Management Guidelines for Adult Patients with Thyroid Nodules and Differentiated Thyroid Cancer：The American Thyroid Association Guidelines Task Force on Thyroid Nodules and Differentiated Thyroid Cancer. THYROID，2016，26（1）：1-133.

[5] Tamhane S，Gharib H. Thyroid nodule update on diagnosis and management. Clinical Diabetes and Endocrinology，2016，2（1）.

[6] Siegel RL，Miller KD，Jemal A. Cancer Statistics，2017. CA Cancer J Clin，2017，67（1）：7-30.

[7] Jegerlehner S，Bulliard J，Aujesky D，et al. Overdiagnosis and overtreatment of thyroid cancer：A population-based temporal trend study. PLOS ONE，2017，12（6）：e179387.

[8] Park S，Oh C，Cho H，et al. Association between screening and the thyroid cancer "epidemic" in South Korea: evidence from a nationwide study. BMJ，2016：i5745.

[9] Li X，Zhang S，Zhang Q，et al. Diagnosis of thyroid cancer using deep convolutional neural network models applied to sonographic images: a retrospective，multicohort，diagnostic study. The Lancet Oncology，2019，20（2）：193-201.

[10] He K，Zhang X，Ren S，et al. Deep Residual Learning for Image Recognition. IEEE Conference on Computer Vision and Pattern Recognition；2016：770-778.

[11] Redmon J，Farhadi A. YOLO9000：Better，Faster，Stronger. 2016-01-01 2016.

[12] Esteva A，Kuprel B，Novoa RA，et al. Dermatologist-level classification of skin cancer with deep neural networks. NATURE，2017，542（7639）：115-118.

[13] Chang K，Bai HX，Zhou H，et al. Residual Convolutional Neural Network for the Determination of IDH Status in Low-and High-Grade Gliomas from MR Imaging. CLIN CANCER RES，2018，24（5）：1073-1081.

[14] Clopper CJ，Pearson ES. The Use of Confidence or Fiducial Limits Illustrated in the Case of the Binomial. Biometrika，1934，，2（4）：404-413.

第三节　人工智能无创筛查贫血

目前医学人工智能的研究数据主要为容易获取的图像数据，包括体表拍摄图像以及各类医学检查影像。本章节以体表拍摄图像为研究数据，通过项目"人工智能筛查贫血"的研究流程来阐述医学人工智能研究的具体步骤和要点。

一、数据收集

皮肤、黏膜的苍白是患者贫血时的主要早期表现，贫血患者的皮肤、黏膜会比正常人群的皮肤、黏膜要显得苍白。睑结膜、指甲甲床毛细血管密布且不含有黑色素细胞，其颜色不受黑色素细胞沉积的影响，比其他部位更能反映血红蛋白浓度。此外，睑结膜和指甲甲床的图像数据较容易获得，所以我们选择了这两个部位的照片为研究材料，如图 8-3-1。在临床上，贫血的诊断标准为在海平面地区血红蛋白浓度低于下述水平：6个月龄至6岁儿童 110g/L，6～14岁儿童 120g/L，成年男性 130g/L，成年女性 120g/L，妊娠妇女 110g/L。所以我们收集了贫血患者和正常人群的睑结膜和甲床的图像数据，以及血常规数据。

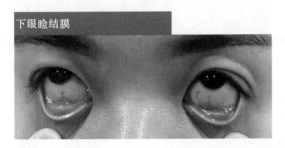
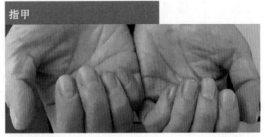

下眼睑结膜　　　　　　　　　　指甲

图 8-3-1　研究数据示例图

本研究数据收集时间为 2019 年 1 月至 2019 年 6 月，数据来源为中山大学中山眼科中心、中山大学附属第三医院、广西壮族自治区人民医院的患者和体检人群，具体数量如表 8-3-1 所示，所收集样本血红蛋白浓度分布如图 8-3-2 所示。

表 8-3-1　数据来源分布表

部位	训练数据 / 外部验证数据		
	中山大学中山眼科中心	广西壮族自治区人民医院	中山大学附属第三医院
下眼睑结膜	532/80	497/38	125/20
指甲	320/60	130/30	70/20

数据过程中需要注意的是，收集的图片材料需要清晰，用手机拍摄时需要注意曝光度和聚焦问题，下眼睑结膜需要尽量暴露，避免穹窿结膜遮盖，手指需保持弯曲放松姿势以保证甲床血供状态统一。可以在数据收集前对所收集图片数据的格式、清晰度，拍摄对象的部位和体位，拍摄工具作出统一的规定，以保证所收集到数据的质量。

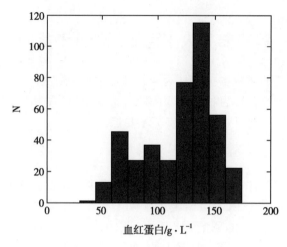

图 8-3-2 样本血红蛋白浓度分布图

二、数据清洗和标注

在进行数据标注前，需要进行数据整理。首先清洗掉质量低的照片，包括拍摄对象本身和拍摄过程两方面因素导致的图片质量低下。在清洗过程中，我们剔除了模糊、过度曝光、光线不足的照片，指甲损伤、过厚、染色的照片，严重结膜充血的照片。

2 名研究员对收集的下眼睑和手指图片进行标注，通过软件 labelImg_1.1 对下眼睑结膜进行矩形框图（图 8-3-3）以及多边形框图（图 8-3-4），对指甲进行矩形框图（图 8-3-5）。我们用血红蛋白浓度值为 125g/L 作为分割点，将所有数据分成两类，低于 125g/L 为 1 类，大于等于 125g/L 为 0 类。

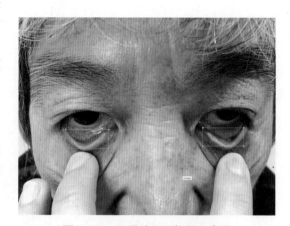

图 8-3-3 下眼睑矩形框图示意图

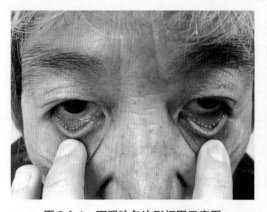

图 8-3-4 下眼睑多边形框图示意图

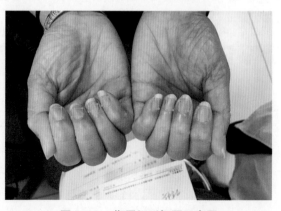

图 8-3-5 指甲矩形框图示意图

三、数据预处理

本研究对数据的预处理是调整照片尺寸大小使其均一化。后期也尝试过调整照片亮度重新训练模型以改善结果，但得到的结果并没有明显差异。

四、算法选择

本研究尝试了多种机器学习算法，包括典型的支持向量机、随机森林和近几年受到广泛关注的深度学习方法。

首先，我们采用了支持向量回归、随机森林回归及线性回归三种机器学习方法。在二分类回归问题中，支持向量机是一个经典算法，准确率高，不易过拟合，但内存消耗较大。而随机森林回归却刚好避开了这些缺点，在估计推断映射方面效果明显，以至都不需要做很多调参工作，是机器学习领域的多面手，应用十分广泛灵活。线性回归算法的基本思想是用梯度下降法对最小二乘法形式的误差函数进行优化，优点是计算简单，缺点是不能拟合非线性数据。需要拟合非线性数据的研究可考虑使用逻辑回归，逻辑回归可以拟合曲线。在本研究中，我们选择用这三种回归算法进行尝试。在这些尝试中，我们的特征选择是 11 种颜色空间的 34 个通道的 170 个特征，每个通道有 5 个特征，分别是最大值、最小值以及一、二、三阶矩。

另外，我们还采用了深度学习卷积神经网络方法进行研究。深度学习对比起机器学习的好处就是不需要做大量的特征工程，而是直接把数据灌进去，让它自我"训练"，自我"修正"，并且数据格式也更简易，参数数目更多。在本研究用深度学习训练模型时，采用了 ResNet-101 模型，此模型的优点是特征抽象能力较强，抗退化能力较强。

五、模型结果

下睑结膜机器学习结果汇总如图 8-3-6 所示，由于结果太多，本节就只选择部分展示。下睑结膜机器学习得到的最好的模型是矩形框图随机森林不归一化模型。下眼睑多边形框图随机森林回归不归一化模型的 ROC 图如图 8-3-7，线性回归模型的误差分布如图 8-3-8。另外，下眼睑结膜深度学习 ResNet-101 模型准确率为 71%，特异度为 75%，敏感度为 65%。

支持向量回归		归一化	不归一化	随机森林回归		归一化	不归一化	线性回归		归一化	不归一化
多边形	均值	0.850 4	3.489 2	多边形	均值	1.301 5	3.114 9	多边形	均值	很差	3.148 2
	标准差	30.588 1	31.061 2		标准差	25.595 2	25.262 4		标准差		30.363 4
矩形	均值	2.447 3	很差	矩形	均值	−1.480 6	−0.734 9	矩形	均值	很差	−1.014 9
	标准差	36.267 3			标准差	25.282 1	24.389 3		标准差		25.579 6

图 8-3-6　下眼睑机器学习结果汇总

关于指甲，我们分别用了两种方式进行讨论，其一是把每一个指甲作为一个样本分析，得到的结果误差分布如图 8-3-9。另一方法是把每一个患者作为一个样本，将其每个指甲血红蛋白浓度预测值取平均值，作为此患者的预测血红蛋白值，再进行分析，误差分布如图 8-3-10。

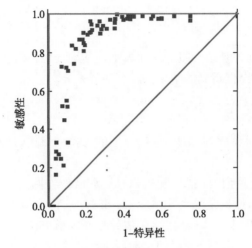

图 8-3-7　下眼睑多边形框图随机森林回归不归一化模型的 ROC 图

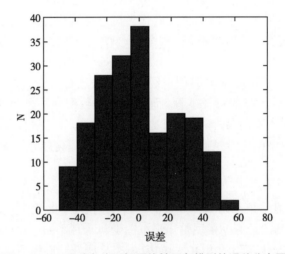

图 8-3-8　下眼睑多边形框图线性回归模型的误差分布图

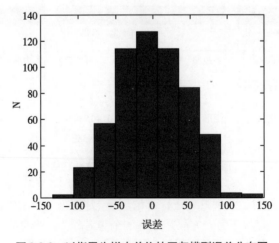

图 8-3-9　以指甲为样本单位的回归模型误差分布图

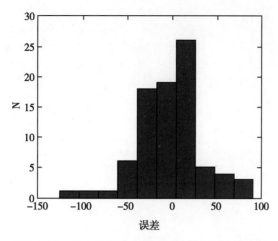

图 8-3-10 以人为样本单位的回归模型误差分布图

六、结果分析

本研究到目前为止,尝试了各种方法后得到的结果并不算好。分析可能是图片质量参差导致,将继续收集数据,并进行质量控制后继续优化模型。

(黎健茵 王 婷)

参 考 文 献

Robert G. Mannino,David R. Myers,Erika A. Tyburski.Smartphone app for non-invasive detection of anemia using only patient-sourced photos.Nature communications,2018,9:4924

第三篇
医学人工智能的发展动力、体系建设及新进展

第九章 医学人工智能学科体系发展的推动力

医学人工智能学科是研究如何以人工智能技术为工具解决医学问题或者如何将最新的人工智能技术成果应用于医学实践的交叉学科。医学是拥有数千年历史的人类最古老的科学之一，现代医学的快速发展使得医学已经成为拥有数十类大学科及数以百计细分学科的庞大的科学体系。而人工智能技术仅有数十年的历史，人工智能在医学领域应用有效性的确认只有数年的历史。跨学科地系统分析研究人工智能技术如何应用于医学的各种基础理论问题，建立医学人工智能学科理论体系，是促进和指导医学人工智能顺利发展的理论基础和前提。因此，医学人工智能学科体系的发展具有强大的推动力。按照是否属于学科体系内部结构分类，可分为外部推动力和内在推动力。

第一节 外部推动力

外部推动力是指科技发展、社会认知、经济驱动等外部环境因素对医学人工智能学科体系发展的推动作用。

一、科技发展

（一）互联网信息技术的发展

以计算机技术为基础的互联网信息技术的应用普及意味着人类进入信息社会时代。信息技术大致可分为三大类：传感技术、通信技术、计算机技术。传感技术是对人的视觉、嗅觉、触觉等感觉器官的功能的延伸与拓展，负责内外信息的收集；通信技术是对人的神经传导系统功能的延伸与拓展，承担信息传递的功能；计算机技术是对人的大脑计算、逻辑等功能的延伸与拓展，承担对信息进行加工处理的任务。互联网信息技术的普及和发展意味着传感技术、通信技术、计算机技术的进步，对医学人工智能的发展和应用至关重要，也为医学人工智能学科体系的发展奠定了物质基础。

（二）云计算及大数据处理技术的发展

云计算是基于互联网的一种新的服务模式，帮助完成服务的增加、使用和交付，主要优势是可以提供动态易扩展虚拟化的资源，通过提供可用的、便捷的、按需的网络访问，将计算机资源共享池内的资源迅速提供，具有超大规模、虚拟化、高可靠性、通用性、高可扩展性、极其廉价等特点。大数据处理技术是对海量数据的针对性处理，涉及海量数据的存储、计算、统计、分析，面对的数据量通常是 TB 级，甚至是 PB 或 EB 级，这是传统数据处理手段所无法完成的，因此需要新的、具有更强的决策力、洞察发现力和流程优化能力的数据处理模式来适应海量、高增长率和多样化的信息资产。其涉及的技术通常有分布式计算、高并发处理、高可用处理、集群、实时性计算等。因此，云计算及大数据处理技术为医学人工智能学科体系的发展奠定了数据应用基础。

（三）人工智能技术的发展

人工智能技术是计算机科学、控制论、信息论、神经生理学、心理学、语言学等多种学科互相渗透而发展起来的一门综合性学科。该领域的研究包括机器人、语言识别、图像识别、自然语言处理和专家系统等。

如今人工智能技术已经成为科技领域最前沿的技术，众多企业致力于将人工智能技术应用到各个领域。人工智能的发展在下述几个领域显得尤为突出：深度学习理论，研究人脑神经网络的工作原理；胶囊网络构筑技术，模拟大脑的视觉处理能力，深度强化学习技术，与环境交互以解决业务问题；对抗网络生成技术，配对神经网络刺激学习，减轻数据处理负担；精益数据学习和增强数据学习技术，解决标签大数据挑战；概率编程语言技术，简化模型开发的语言；自动化机器学习技术，探究无编程的模型创建；虚拟数字双胞胎模型技术，超越工业应用的虚拟复制品；可解释人工智能技术，了解算法内部运作机制。以上这些技术的发展将为医学人工智能学科提供强劲的技术支撑。

二、社会认知

随着人工智能技术的发展和进步，从政府到个人的各个社会层面都对人工智能及其应用有了一定的认知。政府有关部门相继制定的政策和未来发展规划极大地鼓励和促进了人工智能技术在各个行业，特别是医疗行业的应用。

（一）我国相关政策与特点

2016 年，我国就已经意识到人工智能的发展前景与重要性，自《"互联网＋"人工智能三年行动实施方案》开始，近年来陆续颁布了一系列方案、意见、通知。在医疗健康领域的人工智能发展，一直是人工智能的发展重点方向，在《国务院关于印发新一代人工智能发展规划的通知》中提出要推广应用人工智能治疗新模式新手段，建立快速精准的智能医疗体系，开发手术机器人、智能诊疗助手。在《促进新一代人工智能产业发展三年行动计划（2018—2020 年）》中提到要将医疗影像辅助诊断系统等扩大临床应用，视频图像识别、智能语音、智能翻译等产品达到国际先进水平。在《国务院办公厅关于促进"互联网＋医疗健康"发展的意见》中强调要研发基于人工智能的临床诊疗决策支持系统，开展智能医学影像识别等来提高医疗服务效率。中国作为第三次技术浪潮，即"人工智能"的主要参与者，紧跟美国，许多领域上都呈现出较强的竞争力，各自的政策导向也各有侧重。中国比美国更强调消化吸收、科技成果转化目标实现，注重以人工智能技术为核心的应用领域的产品研发，共同创新发展人工智能技术与商业模式，推动产业链升级，带动人工智能产业化。

（二）各行业团体的认知和推动

各行业、专业协会、学会也纷纷成立人工智能相关分会。这些协会及学会的人工智能分会强化了人工智能与社会各专业领域深度融合，大大促进了人工智能在各行业的应用推广，推动传统行业数字化转型。

（三）普通大众的认知

2016 年 AlphaGo 战胜人类围棋冠军以来，人工智能一下进入了普通大众的视野。人工智能一夜之间成为社会关注点，被广泛提及和讨论。但是，更多的是基于媒体科普或者热点传播的角度去报道，而对人工智能的意义、内涵、技术原理等方面的内容缺乏足够的深入探讨。另一方面，人工智能虽功能强大，前景壮阔，然而目前还是起步阶段，处于现有主要学科和技术边缘，距离被普通大众充分认知，还有一定阻碍和难度。随着人工智能产业的日益发展，人工智能已在逐渐走向人们的日常生产及生活的方方面面，普通大众对于人工智能的认识水平也会逐步提高，这将有利于普通大众理解、接受和支持医学人工智能的发展。

三、经济驱动

人工智能技术在医学领域的应用及推广，可以极大地减轻医生负担、改善医疗资源的不平衡、提高医疗服务整体水平、提高医疗机构整体效率等已经成为社会及行业的共识。随着医学人工智能学科体系的发展及人工智能技术在医学领域应用理论体系的构建和完善，不但可以为人工智能技术与医学的有机结合提供理论基础，还可以为在医学人工智能时代的医疗体系改革、医疗政策改革等提供理论指导和参考，从而有效解决和克服现有医疗体系存在的问题，取得良好的社会和经济效益。

近几十年来，我国医药卫生产业完成了一系列改革，使我国医疗服务规模、条件、水平和能力有了明显改善，中国医改取得了阶段性成效，但仍有很长的路要走。

智能诊断、智能导医等人工智能技术在医学领域的应用为深化医药卫生体制改革提供了一个新的解决方法和技术支撑。例如：智能问诊系统可以通过手机 APP 进行简单的问答，经由基于大数据和人工智能算法模型分析，初步判断病患的种类，给患者推荐初诊应挂号的科室，提高初诊所挂号科室的准确率。这不但可以有效减少患者因所挂号科室不对症而引起的重复挂号，需要多次候诊长时间等待而引起的医患矛盾，还可有效节约有限的医疗资源。而科学实用的智能诊断、智能导医等医疗应用模型的开发，需要综合各医学学科的知识体系及厘清各学科的内在关联关系。而医学人工智能体系的研究和发展将为其提供理论基础和科学依据。

人工智能技术的发展和应用有助于中国建设一个较为高效、有力的基层医疗卫生服务体系。人工智能技术作为医疗助手，可以通过提供辅助诊疗信息来提高基层医生的诊疗水平，限制过度的检查和处方；人工智能技术作为教师，传承荟萃众多专家的经验，帮助培训现有的基层医生，"手把手"的提供更全面的个案既往诊断和治疗信息，获得患者的信任，进而落实基层医院的分级就诊任务。尽管目前人工智能技术在现实应用于中国基层临床诊疗的过程中仍有诸多挑战，但其应用对于医患双方以及整个医疗卫生服务体系而言毋庸置疑均有众多益处。更重要的是人工智能可以降低整个医疗卫生服务体系的相对支出，减少浪费，提高体系的运作效率和透明度，改善公平性，在一定程度上缓解基层医生数量和培训不足。随着人工智能技术的进步和越来越多一线专家、普通医生的参与共建，人工智能应用于中国基层医疗卫生服务的前景光明。

第二节　内部推动力

一、医疗数据的爆炸式增长

随着医疗设备的数字化以及医疗卫生的信息化建设，产生了大量的医疗数据。医疗大数据不仅数据类型繁多、关系复杂，且呈爆炸式增长，一般的数据可视化方法难以对其进行有效的展示,医疗大数据分析技术面临巨大挑战。现有可视化等分析方法已不能满足种类繁多的海量医疗大数据和复杂高维多元可视需求,紧迫需要通过人工智能进行解决。

二、技术的进展

人工智能相关技术包括大数据存储技术、大数据挖掘技术、智能芯片技术、新计算架构、新算法架构、高速互联网、区块链、物联网等基础技术,以及图像识别、文字识别、语音识别、自然语言处理、神经网络、深度学习、弱监督学习、策略网络、预测网络等应用技术。这些基础技术和应用技术的快速发展,为人工智能技术快速发展及在医学领域的应用奠定了坚实的基础,提供了必要的手段。

随着人工智能技术的快速发展,人工智能技术已经从早期的单纯的感知、认知智能发展到分析、决策、推理智能等复杂智能阶段。这种人工智能技术的进步和能力的提高使得人工智能技术可应用于更复杂的医疗领域,解决更复杂的医疗问题,成为人工智能技术在医疗领域应用推广的基本动力。

医学是关于人的科学,医疗信息数据的安全性、私密性的保证是人工智能在医疗领域推广应用的必要前提。区块链、物联网等技术的发展可为医疗数据的安全性、私密性提供必要的技术保证。

三、需求领域的不断扩展

医疗健康领域对人工智能的需求正在不断扩展。从应用场景模块来看主要分成语音识别、医学影像、生物技术、健康管理、可穿戴设备等领域:

1. 语音识别　通过语音识别进行疾病数据分析,可实现机器问诊、机器诊断疾病。
2. 医学影像　医学影像与人工智能的结合,可实现人工智能辅助读片。
3. 生物技术　生物图像识别和新药有效成分预测。
4. 健康管理　营养监督、饮食管理。
5. 可穿戴设备　可持续性监测血压、心电、脑电、血糖等生理指标的医疗设备。

这些应用场景来自大众最真实的需求,覆盖面广泛,涉及了诊断、治疗、随访、预防的方方面面,促进了科研人员的不断扩大研究领域,不断提高相关技术,从而达到满足广大患者需要的目的。

(陈羽中)

参 考 文 献

[1] 陈火荣. 信息经济学在经济欠发达地区的应用. 中国科技信息,2011(5):230-232.

[2] 陆勇. 江苏中小企业信息化服务平台模式研究. 信息化研究,2012(2):5-8.

[3] 姬艳红,王大帅. 大数据环境下工程项目审计探析. 新会计,2018(4):27-29.

[4] 卢伟涛. 海量数据分析平台中数据交换模块的研究和实现. 北京:北京邮电大学,2015.

[5] 王德生. 全球人工智能发展动态. 竞争情报,2017(4).

[6] 刘奥. 大数据时代下的公共管理创新. 人力资源管理,2018(1):3-4.

[7] 高姝睿. 人工智能在教育领域的应用研究. 软件导刊. 教育技术,2018.

[8] 邢帆. 布局 AI 已开始长远打算. 中国信息化,2018,290(6):7.

[9]　2017人工智能赋能医疗产业研究报告. 北京：亿欧智库, 2017.

[10]　汤志伟, 雷鸿竹, 周维. 中美人工智能产业政策的比较研究——基于目标、工具与执行的内容分析. 情报杂志, 2019, 38(10)：73-80.

[11]　胡可慧, 陈校云, 宋杨杨, 等. 美国、欧盟、英国、日本和中国医疗人工智能相关政策分析. 中国数字医学, 2019, 14(07)：34-38.

[12]　高杰, 谢其军, 黄苤, 等. 中德人工智能发展政策与战略布局的比较研究. 科技管理研究, 2019, 39(10)：206-209.

[13]　方晓霞. 英美发展人工智能的战略举措及对我国的启示. 发展研究, 2018, No.380(04)：24-31.

[14]　高芳. 欧盟发布人工智能协调计划. 科技中国, 2019, 258(03)：103-105.

[15]　王秋蓉, 李艳芳. 抢占未来制高点——世界主要国家人工智能发展与治理政策扫描. 可持续发展经济导刊, 2019(07)：19-22.

[16]　刘馨蔚. 创新合作为中日企业合作牵"红线". 中国对外贸易, 2017(12)：37-39.

[17]　新华社. 关于深化医药卫生体制改革的意见. 河北中医, 2009(02)：73.

[18]　陈立忠. 中国医药体制改革推进机制及政策建议. 中国经贸导刊, 2019(23)：42-43.

[19]　赵嘉莹, 高鹏, 朱勇俊, 等. 人工智能的应用将改进中国基层医疗卫生服务效能. 中国全科医学, 2017(34)：6-10.

[20]　王艺. 基于医疗大数据的可视化算法研究与应用. 天津工业大学, 2018.

第十章　医学人工智能学科体系的建设

第一节　医学人工智能学科定位

2017年7月，国务院颁布了《新一代人工智能发展规划》（国发〔2017〕35号），纲要提出人工智能发展要把高端人才队伍建设作为重中之重，坚持培养和引进相结合，完善人工智能的教育体系，推进梯队建设和人才储备，特别是加快引进全球顶尖青年人才，建立我国人工智能人才高地。医学人工智能，作为近年来迅速发展并具有广阔应用前景的方向，具有其独特的知识体系与应用场景。而高等教育是专业人才培养并最终推动学科发展与转化应用的源动力，建设医学人工智能学科，明确其学科特点并进行分支学科体系构建具有重大而深远的意义。

建设医学人工智能学科需要在原有医学及人工智能领域学科布局基础上进行重新完善，通过医学人工智能专业的设立，促进一级学科建设，尽快在条件适合院校建立医学人工智能学院，进而增设相关学科方向的博士、硕士授权点和招生名额。鼓励各大高校在原有基础上增设医学人工智能专业教育内容，促进医学人工智能与数学、计算机、物理学、生物学、心理学、法学等学科专业的交叉融合。同时亦应鼓励高等院校、科研院所、企业等机构合作开展医学人工智能学科建设。

第二节　医学人工智能学科特点

一、学科的引领性

发展智能科学与技术已从纸上谈兵的研究阶段提升到诸多国家战略。近几年，欧美等发达国家纷纷制定了人工智能发展战略。2015年我国国务院将"互联网＋人工智能"列为重点行动，次年发改委联合各相关部门出台《"互联网＋"人工智能三年行动实施方案》，2013年开始陆续在全国建立上百个智慧城市试点。此外《中国制造2025》战略规划把智能制造列为主攻方向，人工智能已成为我国科技创新2030重大专项。智能一级学科的增设，是人类对科学认知的必然结果，是提升创新驱动发展源头供给能力、抢占未来科技发展制高点的时代需求。

创新驱动，智能担当。目前医学人工智能散落在其他相关一级学科中的专业教学和科研活动，不同程度存在水平参差不齐，零散不利管理，重复现象严重，阻碍了我国医学人工智能的发展和转化应用。2017年国务院学位委员会发布的《学位与研究生教育发展"十三五"规划》要求优化研究生教育学科结构，支持建设一批国家发展急需、影响未来国家建设的学科。"医学人工智能"学科正在此列，即可以实现智能人才，尤其是本科生教育的专业化、规范化和规模化。这些举措不仅有助于实现智能学科发展的弯道超车,还会促进工学、理学和医学等学科发展达到新高度,在我国教育及研学的发展史上将有里程碑式的意义。

二、学科的独立性

对科学认知而言,过去的半个世纪见证了智能科学与技术的孕育,同时其发展也是人类科学技术自身发展的必然结果。在这个过程中国家战略需求和多学科交叉渗透对智能学科发展起了推动作用。智能学科的研究领域包括:研究人类的意识、思维、记忆、推理、学习、交互等智能活动的机制,实现类脑认知;研究推导及模仿人类智能行为的基本理论、技术和方法;让人造的智能体经过学习与训练完成以往需要人的智力才能胜任的工作;构建智能工具,如智能系统或各类机器人,像个人或群体一样去感知、认识和行动;研究人与智能系统之间和谐相处的模式,实现同呼吸共命运的共同发展模式。智能学科具有比较明确的研究对象,具有相对独立、自成体系的理论、学科基础和科学研究方法,已经形成了相对系统而独立的完整知识体系。

三、学科的普遍性

医学是一个古老而不断发展的学科。现代医学建立在 18 世纪解剖学的基础上,并在此基础上奠定了学科分类基础。截至 2018 年 7 月,全国成立学门类专业的普通高等本科院校有 280 余所,高等职业院校 350 余所,本科与专科在校生人数已达 176 万余人。近些年来,我国医学教育事业在保持传统优势的基础上蓬勃发展,在教学改革、教育质量提高等方面进行了积极的探索和实践,取得了重大进展和显著成效。

与之相对,人工智能学科方兴未艾。2004 年教育部批准北京大学成立"智能科学与技术"本科专业,标志着我国智能科学高等教育的开端。现经教育部正式批准,设立人工智能专业的高校多达 36 个,作为 154 个本科特设专业之一,智能专业经过 13 年的积累,需要厚积薄发,在此基础上汇聚、规范和提升;此外,上述院校在教育部研究生专业目录外,还设置了智能科学与技术相关专业方向 79 个,也为研究生教育奠定了基础;与此同时,人工智能科学与技术论文、书籍和教材出版在全球呈现了"爆发"态势;另外已有的师资队伍为智能科学与技术一级学科的设置也提供了有力保障。以上这些都为智能科学学科建设奠定了基础。人工智能学科覆盖面广,包容性强,应用前景广阔,需求空间巨大,已经成为国际上公认的最具发展前景的学科之一,今后成功发展的企业都将离不开人工智能科技。预估人工智能学科人才需求缺口每年接近 100 万,所培养人才的就业方向几乎覆盖了全社会所有的领域,这体现了智能科学教育需求的普遍性。此外,从社会需求的角度考虑,社会老龄化、创新创业高潮、劳动力红利减少等因素使得这种普遍需求更加迫切。

第三节　医学人工智能二级学科设置及应用场景

作为一级学科的医学人工智能,应该有相对明确、成熟、独立的二级学科作为支撑。并能够覆盖医学及智能学科的内涵,其学科带头人及骨干被学术同行广泛认可。而作为新兴的人工智能学科,尚未建立起成熟的学科体系。经多次论证,人工智能取得共识的 5 个二级学科是:脑认知、机器感知与模式识别、自然语言处理与理解、知识工程、机器人与智能系统。脑认知——人类认知活动的机制研究,也就是研究人脑如何从微观、介观、宏观等不同尺度上发挥计算、记忆、整合、推理等作用，实现类似认知系统构建。机器感知与模式识别——脑的视、听、触觉感知研究，如何用机器完成图形和图像、语音等感知信息处理和识别任务。自然语言处理与理解——研究人类自然语言的语用、语境、语构和语义，包括语音和文字的计算机输入，大型词库、语料和文本的智能检索，机器语音的生成、合成和识别，不同语言之间的机器翻译和同传等。总之，智能科学与技术以脑认知为基础，以机器感知与模式识别、自然语言处理与理解、知识工程为核心，机器人与智能系统的应用为外围，已经形成一个独立的学科体系。

对教育而言，作为一级学科的智能科学与技术，有明确的培养目标与特定的研究对象，形成了独立的课程体系和人才培养层次。尽管具体的本科课程和研究生专业可由学校自行设置，但5个二级学科的确立将具有重要指导作用。建议的专业基础课程有：脑认知、神经网络、计算认知、交互认知、记忆认知、人工智能导论、机器人学、机器伦理学等；建议的专业课程有：记忆与推理、认知物理学、不确定性人工智能、自然语言处理与理解、机器翻译、情感机器人、智能机器人、图像认知、机器学习、数据挖掘、知识图谱等；建议的选修课程有：模式识别、专家系统、智能博弈、机器证明、群体智能、深度学习、服务机器人、无人机、智能驾驶、智能测评等课程。智能学科培养目标是培养系统掌握智能科学与技术、具有现代创新意识和素质的智能人才，可在各行各业中从事智能理论和技术研究、智能工具和系统研发以及智能工程管理和教育等工作。

医学人工智能的学科诞生伴随着医疗模式及医学教育模式的转变革新。因此，医学人工智能学科建设除应保留"医学"及"人工智能"等学科基础本身，还应兼顾其应用场景进行课程设置。例如医学人工智能最先得到应用的医学影像学科，人工智能程序及手段的应用已经极大地改变了影像医生的诊疗模式。因此医学生及影像专业学生从前期课程设置到后期临床培训中都应对新的科技手段及诊疗模式有所涉及，也就是说这些新科技手段最终将对医学与影像学科建设产生影响。

除医学影像外，医学人工智能的应用领域还包括虚拟助理、辅助诊疗、疾病风险预测、药物挖掘、健康管理、医院管理、辅助医学研究平台等。在设置医学人工智能学科时也应结合如上应用场景进行相应调整与增加（图10-3-1）。

图10-3-1 医学人工智能学科应用八大场景

（吴晓航 王 珣）

参 考 文 献

[1] Wartman SA，Combs CD. Medical Education Must Move From the Information Age to the Age of Artificial Intelligence. Academic Medicine 2018，93（8）：1107-1109.

[2] Jordan MI，Mitchell TM. Machine learning：Trends，perspectives，and prospects. Science（New York，NY）2015，349（6245）：255-260.

[3] Pinto Dos Santos D，Giese D，Brodehl S，et，al. Medical students' attitude towards artificial intelligence：a multicentre survey. European radiology 2019，29（4）：1640-1646.

[4] 金振娅. 人工智能呼唤建立一级学科. 光明日报，2017-7-28（6）.

[5] 马德毅，马楠. 智能时代新工科—人工智能推动教育改革的实践. 高等工程教育研究 2017.

[6] 李德毅. 智能科学教育应突破碎片化[EB/OL]. 中国教育和科研计算机网，（2017-06-07）[2020-02-27]. http://www.edu.cn/xxh/ji_shu_ju_le_bu/jstp/201706/t20170607_1523197.shtml

第十一章 医学人工智能研究的最新进展和临床应用

第一节 医学人工智能的价值与最新进展

生活在这个经济高速增长的时代，为了适应社会环境，人们对健康的要求越来越高。然而与健康息息相关的医疗服务，却因服务能力低，服务模式单一，难以满足人们的需求。一些严重的疾病在发病早期虽然没有明显的症状表现，但是会有组织形态或者器官外观的改变。如果在疾病早期的时候，临床医生可以获得相应的信息，做到"早诊断，早治疗"，那么患者预后情况将是不一样的。人们的健康也将会得到更好的保障，生活质量将会提高，预期寿命也将会延长。

然而，传统医疗服务模式，局限于医疗机构和医务人员数量，不仅无法进行大规模人群的疾病早筛早治，而且难以负荷晚期病例的治疗和护理，医疗供需不平衡的恶性循环不断加剧，亟须进行科技革命和产业变革。因此，如何通过以往临床诊疗和疾病筛查产生的医疗数据，研发人工智能平台，提供医疗服务新型模式，提升医疗总体服务能力，打破供需不平衡的恶性循环，是亟须解决的重大社会问题。

一、辅助医生诊断，缓解漏诊误诊问题

医疗活动中产生的医疗数据 90% 来自于医学影像资料，但诊断却依赖于人工对医学影像的主观分析，仅仅凭借个人的经验去判断，很容易发生误判。据中国医学会数据资料显示：在中国，每年大约有 5 700 万人在临床医疗过程中被误诊，误诊率达到 27.8%。

以心绞痛为例，其临床症状在早期表现轻微，不仅有胸闷，还可能伴随血压变化、手肘内侧疼痛、精神焦虑、胃部灼烧感等多种症状和体征，容易发生误诊。而对于病理医生，早期癌症的筛查工作非常重要，依靠经验从众多正常细胞中寻找微小的癌变细胞耗时耗力，误诊现象亦时有发生。人工智能技术出现后上述问题已在一定程度上得以缓解。例如，人工智能可以通过识别图像，学习大量医学影像数据，出具相应的报告，协助临床医生准确定位病灶区域，减少漏诊误诊问题，从而达到辅助诊断的目的。

二、提升临床诊断效率，弥补资源供需缺口

据统计，我国人均医生拥有量仅为 2.1‰，尤其在影像科、病理科，医生资源短缺现象严重。我国影像科医师数量的年增长率为 4.1%，但医疗活动产生的影像数据年增长率达 30%，影像数据的增长远远快于影像医师数量的增长。这个现象意味着放射科医师将面临越来越大的压力，甚至远超负荷。在病理方面，供需不对称的问题表现尤甚，据统计，我国

病理医生缺口达到 10 万,而培养一位经验丰富的病理医生常常需要 5～10 年的时间。漫长的培养周期无法解决当下的病理科医生缺口问题,但是如果充分利用人工智能技术的优势,这个问题或许将迎刃而解。尤其是在某些特定病种领域,应用人工智能辅助诊断技术将大幅提高医生及医疗机构的工作效率,甚至可以代替医生完成疾病筛查任务,从而减少不合理的医疗支出。

三、疾病风险预警,提供健康顾问服务

多数可预防的疾病在前驱期并没有明显的表征,当身体状态每况愈下才得以发现。现有的医疗条件下,医生可以通过一些手段达到疾病预测的目的。但是却因为疾病本身的复杂,各种机制原理欠明朗而难以真正实现准确预测。人工智能技术在面对这一问题上也有相应的解决策略,通过与医疗健康可穿戴设备的联合,不仅可以实现对个人健康状况、对流行病等公共卫生事件的监控,还可以根据预测结果提出相应的干预措施,例如个性化的管理和健康咨询服务。

四、支持药物研发,提升制药效率

传统的药物研发不仅周期长、而且成本高、成功率低。如果将人工智能技术与药物研发相结合,通过理解和分析医学文献、专利、论文、基因组数据中的信息,开发虚拟筛选技术,以增强或取代传统的高通量筛选(high throughput screening, HTS)过程,从而精准定位靶点,寻找最优药物,提升寻找最优药物的速度及成功率。这种虚拟筛选技术可以快速找到针对特定疾病有效的化合物,筛选出相应的最优药物,从而大幅提升研发效率,降低成本。

五、手术机器人,提升外科手术精准度

智能手术机器人是利用空间导航控制技术,将机器人、外科医师以及医学影像处理辅助诊断系统进行有效结合的新型人机外科手术平台。相较于传统手术,外科医生不必在手术台前进行操作,可以通过手术机器人进行远程操作,这可谓是微创外科手术历史性的转折点。达•芬奇手术机器人是目前世界上最为先进的微创外科手术操作系统之一,其集成了可转腕手术器械、直觉式动作控制以及三维高清视野三大特性,医生可以利用手术机器人的这些特质将微创技术更加广泛地应用于复杂的外科手术。同时在应对出血问题方面,机器人手术出血量较传统手术的出血量少,患者对输血需求少,这将降低疾病传染等危险。此外,手术机器人的定位精准(误差可控制在 1mm 以内),尤其适用于一些对切口精确度要求极高的手术。

第二节　细分领域的医疗人工智能格局

当人工智能技术遇上临床医疗时,二者能擦出不小的火花。首先可以体现在优化就医流程方面,患者在就诊的前、中、后每一个环节,人工智能技术都可以发挥一定的价值;如果按适用对象分类,人工智能技术可以服务于医生、患者、医院、药企、检验机构等;其次从医疗行业角度来看,人工智能技术的应用可以提高诊断效率,降低医疗成本。目前人工智能技术应用在医疗方面的实际应用主要有:虚拟助理、病历与文献分析、医疗影像辅助诊断、药物研发、基因测序等。

一、虚拟助理

医疗虚拟助理是采用语音识别、语义理解、图像识别等方式对用户进行信息采集,利用人工智能技术进行分析,为用户提供相应的信息咨询,诊疗导引,疾病筛查,疾病预警等服务的智能系统。

智能问诊在医生和用户端均发挥了较大促进作用。目前我国基层医疗机构不仅缺乏足够的全科医生,而且从业人员技术水平不高,医疗资源相对缺乏,这是我国实施分级诊疗工作的难点。而建立医疗虚拟助理的"医生端",可以提高基层医生的工作效率及诊断的准确性,并能对重大疾病进行预警,提出全面合理的诊疗方案。

医疗虚拟助理的"用户端"则可以为普通用户提供诊疗导引、医疗或健康问题咨询等服务。当人们遇到轻微身体问题时,医疗虚拟助理可以通过人们对问题的描述,提供轻问诊服务并酌情予以用药指导。大数医达开发的具有自测自诊功能的"大数健康"人工智能系统,是一个典型的医疗虚拟助理例子。当人们遇到身体不适时,根据系统指引输入的症状,"大数健康"就会告知对应的疾病,并给出相应的指导。当人们来到医院时,这款系统还可以扮演"预问诊"的角色。人们在见到医生之前,先回答一些与病情相关的问题,经由系统记录及处理,生成电子病历呈现给医生。这个预问诊的功能模拟医疗活动中的问诊过程,按照医生问诊的逻辑顺序采集患者主诉、现病史、症状、诊疗经过、既往史等情况,并围绕某个临床症状、体征、疾病等搜集更全面信息。完成预问诊之后自动生成规范、详细的报告供临床医生参考。

二、病历与文献分析

电子病历实际上是将传统纸质病历电子化,通常电子病历由病案首页、检验结果、住院记录、手术记录、医嘱等信息组成,是记录病情发展情况、医患交流内容的电子化病情档案。对临床病历系统、症状、检查结果、实验数据进行分析,可以获得许多有助于医学研究的信息,缩短临床实验及药物研发周期。

众多企业通过大数据平台充分挖掘医疗数据的潜在价值,通过自己的医疗知识图谱实现辅助诊断、精准医疗、临床科研等多种目标。科技数据平台利用语言智能处理系统,对临床电子病历中的数据文本进行词汇分析、实体识别、知识提取,行成病历结构化,在此基础上,利用智能机器学习建立诊断模型,进而为临床诊疗提供辅助。临床病例系统的结构化,为临床及科研人员分析发病规律,挖掘各疾病内在相关性,识别高危因素、疾病发病特点分析等提供帮助,对疾病进行深入研究。

三、医疗影像辅助诊断

目前医疗数据中 90% 以上都是影像数据,需要处理的医学影像数据增加迅速,而影像诊断医生增长却十分缓慢,影像科医生缺口非常大大。人工智能可以通过计算机视觉技术实现快速阅片,即通过图像识别技术对医学影像进行分析、获取信息。目前已有许多将人工智能技术应用于医学影像诊断的例子。日本唯一的心血管专业影像中心(CVIC)在 2017年就引入了人工智能系统协助阅片,将检查到出报告的时间从 4~7 天缩短至 2~3 天。人工智能与影像的结合还可以用在乳腺癌检查、胃癌检查、肺部肿瘤检查、食管癌检查、核医学检查、病理检查等方面。

病理常被称为医学界的"金标准",也是许多疾病诊断的最终确定指标。但是,因为病理医生需要从上亿级像素的病理图片中识别微小的癌细胞,他们通常须花费大量时间检查病理切片。而且对于同一种疾病的病理诊断,不同的医生判断结论时有不同,足见病理诊断的复杂性和困难性。人工智能技术为数字病理诊断带来了技术革新,帮助病理医生提高效率,避免漏诊和误诊。

四、药物研发

人工智能技术对于新药发现、新药研发也有非常积极的作用。传统的药物研发需要消耗大量的时间、金钱,药物研发行业里流传着一个"双十"的说法,即一款新药问世需要"耗时十年,耗时十亿"。因此我国制药企业纷纷布局 AI 领域,主要集中在新药发现和临床试验阶段。

(一)靶点筛选

靶点是指药物与机体生物大分子的结合部位,涉及受体、酶、离子通道、转运体、免疫系统、基因等。现代新药研究与开发的关键首先是寻找、确定和制备药物筛选靶分子。传统寻找靶点的方式是将市面上已有的药物与人体一万多个靶点进行交叉匹配以发现新的有效结合点。人工智能技术有望改进这一过程。AI 可以从海量医学文献、论文、专利、临床试验信息等非结构化数据中寻找到可用的信息,并提取生物学知识,进行生物化学预测。通过运用人工智能技术进行预测,可以减少一半以上的药物研发时间和金钱。

(二)药物挖掘

药物挖掘也可以称为先导化合物筛选,是要将制药行业积累的数以百万计的小分子化合物进行组合实验,寻找具有某种生物活性和化学结构的化合物,并进一步进行结构改造和修饰。人工智能技术在该过程中的应用有两种方案,一是利用图像识别技术优化高通量筛选过程,二是开发虚拟筛选技术取代高通量筛选。利用图像识别技术,可以评估不同疾病的细胞模型给药后的特征与效果,预测有效候选药物。

(三)患者招募

据统计,90% 的临床试验未能及时招募到足够数量和质量的患者。利用人工智能技术对患者病历进行分析,可以更精准地挖掘到目标患者,提高患者招募效率。

(四)药物晶型预测

药物晶型会影响到药物的稳定性、生物利用度及疗效,还有很大的专利价值。因此制药企业非常关注药物晶型的预测。利用人工智能可以高效地动态配置药物晶型,防止遗漏重要晶型,缩短晶型开发周期,减少成本。

五、基因测序

基因测序是一种通过测定分析基因序列,用于遗传病诊断、产前筛查、肿瘤预测与治疗等领域的新型基因检测技术。单个的人类基因组就拥有 30 亿个碱基对,编码约 23 000 个含有功能性的基因,基因检测就是从海量数据中通过解码挖掘有效信息。目前运用高通量测序技术挖掘出的有效信息十分有限。该技术在运算层面主要为解码和记录,难以实现基因解读。人工智能技术的介入可突破这一瓶颈。通过将健康人群的全基因组序列和 RNA 序列导入初始数学模型进行训练,让模型学习健康人的 RNA 剪切模式,之后再运用其他分子生物学方法对模型进行修正,最后利用对照病例数据验证模型。

(龙尔平　陈晴晶　徐安迪)

参 考 文 献

[1] Al'Aref SJ, Anchouche K, Singh, G, et al. Clinical applications of machine learning in cardiovascular disease and its relevance to cardiac imaging. Eur Heart J, 2019, 40(24): 1975-1986.

[2] Sundaram L, Gao H Padigepati S.R, et al. Predicting the clinical impact of human mutation with deep neural networks. Nat Genet, 2018, 50(8): 1161-1170.

[3] Gamazon E.R, Segrè A.V, van de Bunt M, et al. Using an atlas of gene regulation across 44 human tissues to inform complex disease-and trait-associated variation. Nat Genet, 2018, 50(7): 956-967.

[4] Yetisen A.K, Martinez-Hurtado JL, Ünal B, et al. Wearables in Medicine. Adv Mater, 2018, 30: 1706910.

[5] Shah ND, Steyerberg EW, Kent DM, et al. Big Data and Predictive Analytics: Recalibrating Expectations. JAMA, 2018, 320(1): 27-28.

[6] Hosny A, Parmar C, Quackenbush J, et al. Artificial intelligence in radiology. Nat Rev Cancer, 2018, 18(8): 500-510.

[7] Lipton JI, MacCurdy R, Manchester Z, et al. Handedness in shearing auxetics creates rigid and compliant structures. Science, 2018, 360(6389): 632-635.

[8] Bejnordi BE, , Litjens G, van der Laak JA. Machine Learning Compared With Pathologist Assessment-Reply. JAMA, 2018, 319(16): 1726.

[9] Espiritu SMG, Liu L.Y, Rubanova Y, et al. The Evolutionary Landscape of Localized Prostate Cancers Drives Clinical Aggression. Cell, 2018, 173(4): 1003-1013.

[10] Misawa M, Kudo S.E, Mori Y, et al. Artificial Intelligence-Assisted Polyp Detection for Colonoscopy: Initial Experience. Gastroenterology, 2018, 154(8): 2027-2029.

[11] 互联网医疗健康产业联盟. 2018 年医疗人工智能技术与应用白皮书[EB/OL]. (2018-5-07)[2020-02-27]. http://www.100ec.cn/detail--6448143.html.

第四篇
医学人工智能面临的问题和挑战

第十二章　医学人工智能二级学科面临的共性问题

第一节　二级学科医学人工智能：从研发至实际应用

机器学习及人工智能近年来成为医学研究的热门方向之一，并在多个不同的学科领域，例如医学影像学、皮肤性病学、放射肿瘤学等，均有成功研发及应用的范例见诸报道，它们大大优化了医疗资源的配置，并有助于医疗质量的提高。但与之相对应的，各种严苛的条件及未解之难题也在二级学科医学人工智能的研发及应用过程中逐渐浮现。

作为一类大数据驱动的科学，医学人工智能的研发对于数据有较高的要求：大样本、多人群的数据来源，高质量的数据提取、转化及整合缺一不可。在此过程中，数据资源利用率低及开放共享规则的不完善等问题常常制约了这门数据科学的快速发展。不同数据分析方法的选择及模型的建立、验证同样是重要的一环，模型过拟合或拟合不足的问题在二级学科医学人工智能研发的过程中时有发生，未经严格验证的模型用于指导临床工作可能造成不良后果。二级学科人工智能预测模型建立后，其预测准确性常常受限于研发机构特定的医疗条件及人群，有时难以在更多样化的临床环境及人群中推广。在研究成果推广方面，无论是指导后续临床研究还是指导各类疾病临床指南的撰写及医疗政策的制定，医学人工智能研究成果常常因相关规章制度的缺失，及缺少大型临床试验的验证，相比于其他类型的研究并无优势。

此外，在医学人工智能从研发到最终广泛应用于二级学科领域的整个过程中，还存在应用场景碎片化和固定化、患者及医生人群对新兴技术的接受度较低、安全性监测及不良事件跟踪困难、人工智能及医学复合型人才培养缺乏规划等多个方面的难题。下面我们将就这些问题进行简单讨论。

第二节　源于大数据

无论是针对哪个学科领域，也无论研发目的是诊断或是个性化治疗，二级学科医学人工智能研发、应用及调整改进均离不开大数据，没有高质量大数据的支撑，医疗人工智能将失去生存土壤。因而大数据从产生、提取、收集、整合、处理等方方面面的难题，均是医学人工智能研发过程中无法回避的。

一、数据收集及管理的难题

相比于较为传统的统计学相关分析方法如线性回归等，新的机器学习及人工智能预测模型对数据类型、数据分布等大多没有严苛要求，但要求更大量的数据用于分析。举例而言，最近一项有关超声心动图的人工智能研究收集了超过 700 万例超声心动图检查数据，以每例 2GB 来计算，每年收集的数据量达到 14PB，这样大量的数据分析在传统的统计学分析中是难得一见的。

如此巨大的数据量需求首先对医疗机构数据收集的能力提出了挑战，单一医疗机构的病例数及样本量常常难以达到模型分析的需求，而多家医疗科研机构的合作，标准化数据库的建立和数据共享规则及文化的建立往往成为最佳选择，但这一过程中常面临着更多样的困难：

1. 合作意向及数据共享规则的达成　为了满足对数据量的需求，医疗人工智能的开发常需多家医疗科研机构的合作及数据共享。而且为了保证研究人群的多样性及研究成果的可推广，合作机构之间常需要具备一定的地区跨度及人群跨度。但随着参与医疗机构数量的增多，合作意向的统一通常更为困难，临床数据共享及隐私的相关规则也亟待权威部门牵头制定。

2. 已有数据资源未充分开发　随着医疗人工智能近年来进入发展的黄金期，临床医疗数据成为各医疗机构及研究团队珍贵的资源，从业者的数据资源保护意识也越来越强烈。而大型医疗中心及顶尖科研团队，常常在数据资源的占有中居于垄断地位。由于单一机构及团队的研发效率有限，许多珍贵的数据资源并未得到最及时充分的利用。

此外，现有医疗人工智能研究的学术论文的大量发表并未形成数据共享及开放获取的规则，制约了后续其他研究团队及科研机构进行验证、补充、调整改进的可能，也不利于珍贵数据的充分利用。因此，已有专家学者呼吁建立医疗人工智能研究数据公开及共享规则，并提出数据共享是一种理应获得奖励和尊重的学术行为，并应该成为一种文化，以此最终达到提高数据资源的开发程度及利用效率的目的。也有的学者建议，国家、地区政府或其他公共来源资金所资助的研究项目，其搜集建立的数据集应实现开放和公共获取。但在相关规则详细制定并落实之前，数据资源来源的难题仍将制约医疗人工智能的快速发展。

3. 数据库分散且格式各异　以影像学分析为例，就包含 JPEG、MPEG、DICOM 等多种格式的数据，且常常来自于多个机构、多个部门的多种检查设备，其数据分散且质量各异。多项研究甚至纳入患者自行采集的信息作为分析对象，其数据分散及质量参差程度更甚，如缺乏有效方法对相关信息进行提取及整合，研究效率将大大受限。

4. 标准化数据库的建设、管理及应用　不同医疗机构常常采用不同的信息管理系统，数据的电子化程度、整理和保存规则互有出入，数据库规模及管理现状不一，不利于多机构联合的大数据整合处理及模型分析。精确提取各分散数据库的信息，进行标准化数据库建设并进行统一管理成为医学人工智能研究所必须，此过程需要大量专业人才及更细致规则的制定。

5. 整合多模态数据　越来越多的医学人工智能研究课题对多模态数据产生需求，例如同时需要 CT 扫描图像及电子病历中相关的病史信息，甚至纳入血生化、肿瘤标志物、基因组信息等共同进行分析，进而提供更精准的个性化治疗方案。这类多模态数据的精确提取及统一管理，比单一类型数据库，例如 CT 图像数据库的建设和管理更为困难。

二、数据质量控制的难题

医学人工智能研发对数据的数量提出了高要求，但作为大数据驱动的科学研究，其对数据质量的要求同样严格,甚至高于已有的临床诊疗对数据质量的需求。纳入低质量的数据以增加数据量,在实际研究过程中,往往得不偿失。如何采集到符合医学人工智能研究需求的高质量的完整的临床信息,对研究者及临床医生而言,是不可忽视的挑战:

1. 数据采集　不同机构、不同技术层次的工作人员、运用不同规格型号的仪器设备、针对不同身体状况及合作程度的患者,其采集的数据规格及质量常有较大差异。这一方面不利于人工智能预测模型的建立及调试;另一方面,最终 AI 产品落地应用时,不合格的医疗数据输入亦对 AI 辅助诊断或提出个体化治疗方案建议的准确性产生巨大影响。

因此一方面研究者需根据自身研究需求制定数据采集质量的标准,另一方面,需对数据采集者进行统一的培训及分配。在较大规模的医疗人工智能的研发、临床试验和实际应用中,这对研发及运营团队整体协调能力有很高的要求。

2. 数据筛选及信息提取　医学人工智能研究往往需要耗费大量人力、物力进行数据筛选,剔除不合格数据,提取合格数据的信息以训练相应的模型。以糖尿病视网膜病变的人工智能筛查为例,对因被检者固视不佳、瞬目、小瞳孔、屈光间质混浊等因素影响而产生的低质量眼底照片,需要研究者一一识别并进行剔除;而对于合格的眼底照片,同样需要大量的专业眼科医生或技术员对其进行相关疾病的分型分期作为标签,用于相应模型的训练。这些都对从业者的医学素养及学习能力有较高要求。

3. 混杂因素、偏倚及噪声的控制　数据集中各类混杂因素、偏倚及噪声的控制同样十分关键。以混杂因素为例,由于训练人工智能模型所用的数据集非常庞大,含有众多变量,若未结合医学专业知识进行仔细的变量筛选,其训练结果中各类混杂因素常常产生较大影响,例如有研究就曾错误地得出"哮喘患者死于肺炎的风险较低"这样明显存在错误的结论。

综上所述,医疗人工智能从其诞生之初便离不开高质量大数据的支撑,而大数据的收集和管理往往面临数据分散、数据形式各异、信息提取困难、标准化数据库建设难以落地等难题;而在数据质量控制方面,高质量数据采集、筛选以及混杂因素的控制等亦十分关键,对团队人才的专业素养及整体人力、物力资源的投入而言,是一大挑战。

第三节　实际应用的不足

人工智能软件及智能机器人等,在过去 40 余年间被逐渐研发并广泛应用于制造业生产线、商业机构的数据分析处理等方方面面,但在医疗领域尤其临床场景的应用相对滞后。其主要原因在于医学学科的特点及医疗问题的复杂性,对数据及人工智能算法研究的要求较高;但另一方面,应用场景碎片化、普适性难题、人群对医疗人工智能新技术的接受度、政策法律法规方面相对空白等问题亦制约着各二级学科医疗人工智能软硬件的实际应用及快速推广。

一、应用场景碎片化及固定化

目前医疗领域内已有的人工智能产品主要包括智能影像辅助诊断系统、细胞病理自动诊断分析仪、智能放疗系统、语音电子病历、导诊机器人、智能问诊及健康管理等多种软硬件设备。就整体而言,产品研发有涵盖整个医疗流程及管理方方面面的趋势,但就各个产品单独而言,其应用场景则相对碎片化,例如智能问诊 APP、健康管理软件、医疗大数据平台收集的临床数据，即使足够翔实，但常常仍无法直接被各类辅助诊断系统及智能放疗系统调取使用。为做到多个应用场景的连贯互通并达到数据利用效率的最大化，需要对不同类型应用的数据库和应用模型进行整合和统一管理。

此外，除了研发及升级维护难度较大外，不少医疗人工智能产品的实际应用对硬件条件要求也很高，例如一些智能影像辅助诊断系统常对影像采集质量有较高要求，需要大型医院的专业设备，移动设备或县区级医院的小型设备均无法满足要求，应用成本较高、场景局限固定，大大制约了其推广应用。因此，医疗人工智能软件的推广应用与小型便携硬件设备的研发常常密不可分。

二、人工智能预测模型的普适性难题

医学学科及医疗问题的复杂性一度使人工智能在医疗领域的应用滞后于制造业和商业等领域。即使经过数年高速发展，许多问题仍难以解决，其中之一便是医疗人工智能预测模型的普适性问题。

医疗问题的复杂性则常常需要涉及多变量，例如心血管疾病患病概率及预后常与基因组特征、生活环境、生活习惯、疾病筛查、地区医疗水平等方方面面密切相关。由于单一医疗人工智能应用的研发之初，其数据常常来源于少数顶尖的医疗、研究机构，因而研究人群队列常常缺乏多样性，模型训练所用的数据集在基因组特征、生活环境、地区医疗条件等变量上都仅涵盖特定人群。即使该人工智能应用在单一人群预测效率及准确度较高，在推广应用到其他不同地区人群时，其结果则容易出现较大误差。例如 Arjun K. Manrai 等人在2016 年发表于《新英格兰医学杂志》的一个研究显示，将基于白种人的基因组数据建构的肥厚型心肌病风险分层模型用于黑人基因组数据分析，会错误地将基因良性变异归类为致病变异，而仅需在原有队列的对照组中增加极少量黑人对照样本则可以避免此问题。

三、医患群体对医疗人工智能的接受度尚待培养

人工智能进入专科医疗领域以来，对行业传统的工作流程及技术形成巨大冲击。以智能放疗系统为例，通过机器学习模型对放疗专家的靶区勾画结构数据及放疗计划病历进行深度学习，可以产生一系列的智能辅助工具。在相关 AI 产品的辅助下，放疗医生数小时的靶区勾画工作量可被缩短至数分钟，放疗计划设计数小时工作可被缩短至半小时内完成，大大减轻了放疗医生的工作负担、提高了工作效率。因此，在引入 AI 产品进行辅助后，肿瘤放射专科整体的运行模式和以往相比几乎完全改变。

与以往其他领域的产业革命类似，智能医疗对置身其中的医生群体而言，既是新的机遇，也是新的挑战：它在带来新的生产力的同时，也对行业传统和既定规则产生影响和改变。以放疗靶区勾画为例，这曾是放疗医生必须专精的技艺，但在引入 AI 辅助的智能放疗系统后已经大大简化，虽然仍无法完全做到无须人力介入，但其作为一项技能的重要性已经大不如前。这对以技术精通为特长的资深放疗专科医生而言无疑是巨大的冲击。

此外，虽然对提升工作效率、节约医疗资源而言，医疗人工智能的作用毋庸置疑，但不少临床医生对医疗人工智能的接受度和信任度均尚待提高。这一情况一方面源自于针对医疗人工智能进行的大规模高质量临床试验目前仍相对空白，因而对其安全性及有效性的评估尚缺乏权威的说服力；另一方面则源自于人工智能预测结果固有的"黑箱"效应：其无法告诉医生所给出的诊疗建议形成的依据及详细的推导过程，这进一步引起临床医生的疑虑。

对患者群体而言，人工智能进入医疗领域所带来的变革对他们的就医习惯同样造成冲击。一方面，不少人对医疗人工智能的健康管理和诊疗建议存有较多疑虑，低信任度仍在一定程度上制约着多学科医疗人工智能的临床试验及推广应用。另一方面，在生物-心理-社会医学模式下，诊治疾病不再局限于生物医学维度，医生的人文关怀在社会、心理维度上对患者的作用也是极其重要的一环，而人工智能则无法在这方面取代人类医生的作用，因而患者对其接受度亦受到影响。

四、大规模高质量临床试验的相对空白

针对医疗人工智能安全性、有效性评估而进行的大规模、多中心、高质量的临床试验，在许多学科领域目前仍相对空白。这一状况对医疗人工智能的临床应用落地非常不利：一方面，医患群体对医疗人工智能的安全有效性缺乏信任，不利于整体接受度的培养和提高，对产品推广应用产生较大影响；另一方面，现有医疗人工智能产品中的大部分均具有提供明确的诊断提示的功能，这作为医疗产品，在国家食品药品监督管理总局进行注册审批时属于第三类医疗器械，必须提供产品安全性有效性相关临床试验的评估结果才有可能通过审批并进入医疗市场实现盈利。因此，进行大规模高质量的临床试验，对医疗人工智能的最终实际应用及推广必不可少。

五、安全性的监测及升级改进的需求

医疗人工智能与传统的医疗产品不同，在研发完成、通过试验并进入临床应用后，其后续的安全性评估及医疗不良事件的界定、收集与上报暂未有详尽的规则进行管理，但这对一类新兴技术的发展和提高非常关键。在医患群体对医疗人工智能的实际应用普遍尚存疑虑的情况下，令人信服的医疗安全质量控制环节和及时有效的医疗不良事件响应处理能大大提高医疗人工智能在医患群体中的信任度。

除了医疗安全质量控制，医疗人工智能相关临床不良事件的数据收集还对其产品的改进和更新至关重要。不同于药品、耗材等传统医疗产品一旦通过注册审批进入市场就无法再轻易更改其产品规格及特性的特点，医疗人工智能产品即使已通过注册审批进入市场，仍无可避免地需要新的数据对其预测模型及软硬件进行维护、更新，以进一步提高其安全性和工作效率。在这个过程当中，相关临床不良事件数据的收集是重要的一环。然而不像药品的不良反应早有国家药品不良反应监测系统进行及时的数据收集和反馈，医疗人工智能作为新兴产业，尚未有国家权威部门牵头制定完善的规则并建立统一的不良事件监测系统。因此，在人工智能发展较为成熟的医学二级学科，可根据其自身特点由行业协会牵头进行规则的制定和不良事件的收集，例如美国放射肿瘤学会及医学物理师协会就建立了放射肿瘤学事故学习系统（radiation oncology incident learning system，RO-ILS），可主动收集事故信息并进行分析，用于各类 AI 放射治疗程序的优化和安全性升级。此外，在许多其他人工智能发展方兴未艾的二级学科领域，同样需要建立有效的不良事件监测系统，以促进这些学科领域医疗人工智能的更好发展。

六、适应人工智能发展的新型医学人才培养模式尚未成熟

任意一门学科领域的良性可持续发展，均离不开人才。医学人工智能作为新兴学科及产业更是如此，无论在产品研发环节还是临床应用环节，均需要临床医生具备一定的数据

科学素养，方能对医疗人工智能的研发或应用得心应手。但传统医学人才的培养路线及培养模式与计算机算法人才和统计学专家的培养模式大相径庭，医学生课程通常也并不包括各类机器学习及人工智能算法的相关内容。在医学人工智能的发展迫切需要两类人才密切合作交流及跨学科人才培养的现状下，如何培养适应人工智能发展大环境的医学人才成为近在眼前的难题。一些专家学者已经建议在住院医师培训或继续教育课程中增加机器学习、数据科学及人工智能相关模块，并通过其他科研及人才项目帮助有资质、有意愿的临床医生在人工智能领域进行进一步深造，以此促使传统医学人才培养路径尽快契合未来医疗人工智能学科的发展趋势，并促进跨学科交流以提高医学人工智能学科的发展速度。以美国食品药品监督管理局及美国卫生部牵头发起的信息交流及数据转化（Information Exchange and Data Transformation，INFORMED）倡议为例，该倡议联合著名实验室为大数据分析搭建组织、技术及人才培养平台，联合数据科学家及临床医生共同进行肿瘤调控药物研究的同时也培养适应大数据药物研发需求的一大批交叉学科人才。

虽有如此交叉学科人才培养之范例，但是大体而言目前医学及数据科学交叉学科人才的培养仍远远跟不上医学人工智能发展的需求。未来许多学科仍需要更多更系统的新型人才培养计划为医疗人工智能的发展及实际应用添加助力。

综上所述，医学人工智能作为一门新兴学科，在快速发展并逐步进入各学科实际应用的同时，也出现大量仍待充分解决的问题。虽从总体而言，医学人工智能安全、高效率、高接受度地应用于各二级学科领域仍任重而道远，但其中一些共性问题已在部分二级学科领域中有了初步的成功探索（例如安全性监测及交叉学科人才的培养），这也让我们对医学人工智能最终广泛应用所带来的产业变革继续充满期待。

（赖伟翊　张夏茵）

参 考 文 献

[1] Bertagnolli MM，Sartor O，Chabner BA，et al. Advantages of a Truly Open-Access Data-Sharing Model. N Engl J Med，2017，376（12）：1178-1181.

[2] Cabitza F，Rasoini R，Gensini GF. Unintended Consequences of Machine Learning in Medicine. JAMA，2017，318（6）：517-518.

[3] Berner ES，Ozaydin B. Benefits and Risks of Machine Learning Decision Support Systems. JAMA，2017，318（23）：2353-2354.

[4] Manrai AK，Funke BH，Rehm HL，et al. Genetic Misdiagnoses and the Potential for Health Disparities. N Engl J Med，2016，375（7），655-665.

[5] Evans SB. First fruits of the RO-ILS system: Are we learning anything new? Pract Radiat Oncol，2018，8（2）：133-135.

[6] Khozin SG. Regulatory watch: From big data to smart data: FDA's INFORMED initiative. Nat Rev Drug Discov，2017，16（5）：306.

第十三章 医学人工智能发展的必要性和必然性

第一节 大数据带来的挑战

现代医学既有坚持传统的一面，也有日新月异的一面。坚持传统在于它始终坚持以证据说话；而日新月异则体现在基于各类基础研究及临床实践结果而产生的疾病诊疗新方案被不断提出、不断改进。大数据时代的到来，使得我们可以通过对长期积累的数据资料进行深入挖掘和学习，学科整体的发展步伐明显加快，多个学科领域的实践相比以往发生了翻天覆地的变化。由此可见医学发展的列车，除了大数据积累这一燃料箱的满载，也需要更先进的研究及应用方法作为发动机，以带来更高的速度和效率。

医学人工智能是现今效率最高的"发动机"，它的出现和广泛应用有其必要性和必然性。凭借计算机性能的不断提升，以及智能算法的不断创新，医学人工智能在应对大数据带来的挑战时，其表现逐渐得到认可。下面我们将针对大数据带来的各种挑战，阐述人工智能在面对这些挑战时所具备的优势。

一、数据的体量剧增及结构日趋复杂

随着人类社会进入信息时代，医疗系统所产生的数据也逐渐积累并快速信息化。并且伴随着各类新技术和新方法的应用，积累速度仍在急速加快。现今在许多学科领域，珍贵的数据资源由于体量过于庞大，有限的医学研究者利用传统的研究方法已经难以做到对这些资源的充分挖掘和合理使用。这种研究效率低下的现象，体现在生物医学研究的方方面面，从数据获取的不全面到研究证据的不充分报道，致使一些本可有助于医学发展的数据资源和证据未能体现其应有的价值，严重制约了医学学科的发展和医学实践的进步。

同时，医学作为一门复杂的学科，其数据种类多且具备多种属性。以往的数据收集以纸质、非结构化的数据为主，大多采用自然语言加以描述，数据挖掘及总结效率低下。随着医疗产业的信息化，以及大型高通量数据（例如基因组测序数据）的产生，数据结构日臻复杂，以往的数据收集、存储及挖掘总结方式均无法适应新时代的发展。

医学人工智能的发展为此提供了解决方案，诸如自然语言处理等人工智能技术也有助于将以往大量非结构化、自然语言数据转化为适合大数据研究及应用的形式。在人工智能发展的道路上，大型结构化数据库的建立是必不可少的一步，这有助于实现高维度、复杂结构的数据的收集和存储，也有利于检索及利用。日新月异的计算机性能发展及人工智能算法模型的进步，使其在多学科领域以及应对各类型复杂数据时均体现出超凡的适应能力。以某国际著名信息技术公司开发的人工智能系统 Watson 为例，它具备自然语言处理、理解

语言中语气的含义、实时问题信息提取、知识检索及展示等功能，并最终在 *Jeopardy!* 这一涉及多专业领域、包含多种竞赛类型的美国著名智力竞赛电视节目中击败两位全国冠军。具体到医学领域，从各类型复杂的临床表型数据到基因组结构数据，人工智能算法模型均能对其进行处理并对感兴趣的特征进行预测。

二、任务的规模及复杂性

大数据时代，数据量的爆炸性增长以及结构日臻复杂、完善，为医学学科发展及医学实践的进步提供了宝贵的资源，但同时也导致问题的规模及复杂性不断增加。以肿瘤这一学科为例，科学家通过近几十年对肿瘤发生发展分子机制的解码，使得肿瘤的治疗策略及方案日新月异；随着肿瘤遗传学的发展和肿瘤基因组数据的广泛挖掘，有时候多达数十种基因及分子均被认为是可能的治疗靶点，其衍生的大量治疗策略及方案的选择更是琳琅满目。而多中心随机对照试验门槛高、投入巨大，而且即便是最有经验的临床医生也难以高效率地从海量相关资料中找到最合适某特定患者的治疗方案。诸如此类因数据增长及信息技术进步而带来的复杂问题层出不穷，亟待更具效率的解决方案。

人工智能具备完成这类大规模复杂任务的能力。前文提到的 IBM Watson，虽然早期在著名智力竞赛电视节目中获胜体现出其出色的信息提取及处理能力，但要运用到临床医疗领域仍存在一定局限。临床病例所包含的各类型信息远较知识竞赛繁杂，需要在充分归纳总结的情况下通过查阅各类文献资料方可得到备选治疗方案。但经过多年训练，Watson 现今在临床肿瘤学领域已初步实现病历信息快速提取、归纳总结、相关文献检索阅读、治疗方案选择等多种功能，并将各类影响因素充分纳入考虑，例如治疗药物的功效与毒性、文献证据的等级、患者的并发症情况、某一治疗方案潜在的风险和收益，甚至还包括患者个人选择及医保政策等。虽然学习及训练过程较为困难及漫长，专科领域也略显局限，但这已体现出医学人工智能的强大学习能力以及其应用于各类临床场景的光明未来。

三、知识体系快速更新的需求

医学信息和数据的积累具有因时间、地点不同而实时改变的特点，传统医学研究的一些结论和观点，因而也会随时间及地域的改变而变得不适用。以往的医学研究体系，以某一地区某一阶段积累的证据为基础，以专业论文对其的报道为载体，即使是依靠系统综述及荟萃分析的总结，在如今数据量爆炸性增长的新时代也具有明显的阶段性及滞后性。有文献报道，一项生物医学研究的成果被系统综述前所需等待的中位时长介于 2.5～6.5 年之间，且只有极少一部分综述会在发表之后 2 年内得到更新。

如此看来，现有的研究方法及体系并不利于医学知识体系的实时更新。而实际上，对医学知识体系进行因时制宜、因地制宜的及时修正是完全必要的。这一过程需要精准的、结构化的数据收集，以及大量实时的数据运算，相对传统方法而言，这对人力资源及研究经费投入提出了巨大的挑战。在做到高效率实时更新知识体系的同时，如何同时控制各类资源投入的规模？计算机技术及人工智能的发展为此提出了一个近乎完美的解答，强大的医疗人工智能具有不断学习的特点，新的数据输入令其可以继续优化已有的神经网络并提升预测效果。例如美国临床肿瘤学会（American Society of Clinical Oncology）致力于研发的 CancerLinQ 系统在对临床医生进行决策辅助的同时，还具备针对实时产生的临床数据进行学习的特性，可以通过对日常诊疗工作产生的数据进行学习而不断挖掘新的知识以改进现有的治疗方案。

综上所述，在医学研究领域，医学人工智能展现出比传统研究方法更优良的特性，不仅适应庞大而复杂的医疗数据资源挖掘，具备解决复杂医疗问题的强大潜能，也助力于满足医学知识体系快速更新的需求，这些优势使其在大数据时代中得到大力发展成为一种必然。

第二节　医疗产业改革的挑战

医学人工智能的发展除了需要应对大数据带来的研究领域的挑战，在医学实践方面还需要完成另一项艰巨的任务——助力医疗产业的改革。现代医疗体系因为世界人口数量的增长和平均寿命的提高而承受着越来越大的压力。医疗市场逐渐发生供需失衡，医疗成本居高不下，给各国财政带来巨大压力，医疗效率和质量更是亟待提高。下面将分别阐述医学人工智能在面对这些行业改革难题时所具备的优势及潜力。

一、降低医疗成本，快速拓展医疗资源

医疗资源紧缺及分布不均衡是世界各地医疗系统的固有顽疾。随着医疗水平的进步和人类平均寿命的延长，许多常见疾病的发病率、检出率、生存率等均有了明显的提高，对现有医疗系统产生较大压力。而无论在发达国家还是发展中国家，优质的医生资源均非常短缺，且受限于医学教育及专业训练的时间跨度较长，通常需要 10 年以上，这类资源的增长也十分缓慢，是医疗资源中最严重的问题。医生资源持续短缺，使得"看病贵、看病难"等现象不断加剧。以我国为例，目前我国仅有不到 340 万注册执业医生，但日均门诊量却超过 2 000 万。而这 2 000 万门诊量还远非医疗需求的全部体现，还有不可估量的患病人群因就医困难选择自行前往药店购药或放弃就医，由此可见医疗产业供需严重失衡！长此以往，各类疾病控制情况均不容乐观，对人类整体生活质量产生巨大影响。

医疗人工智能的迅速发展，为快速拓展医疗资源的同时降低医疗成本并最终满足人群健康需求这一愿望带来了一道新希望曙光。人工智能不仅有深入挖掘医疗数据资源的能力，也具备对人类医学专家已有的知识、经验进行快速复制、模拟的能力，突破了优质医疗资源无法快速增长的瓶颈。在一些专业领域，人工智能在特定工作环节展现出的能力已经可以与受过多年专业训练的人类医生相媲美：斯坦福大学的科研人员于 2017 年研发的皮肤病专家级人工智能诊断系统，可同时对多种皮肤病进行诊断，经测试其无论是对最常见的皮肤疾病的诊断，还是对最具危险性的致死性的皮肤癌的诊断，都达到了皮肤科专家的水平；荷兰内梅亨大学的学者在 2017 年报道了通过乳腺癌患者的病理切片免疫组化染色结果判定是否存在淋巴结转移的人工智能诊断系统，其预测结果与从业多年的病理学专家具备等同的准确性；北卡罗来纳大学的科研人员于 2017 年发表了自闭症的早期诊断人工智能方法，进而归纳出可用于自闭症临床早筛的先验知识——婴儿期的脑容量过度增多可以有效预测自闭症发生风险，从而实现自闭症的人工智能精准预测；2016 年，谷歌开发了对糖尿病视网膜病变进行自动分级诊断的人工智能，并进行大规模的验证，其诊断的准确性可媲美眼科医生；在我国，中山眼科中心团队创建了先天性白内障的人工智能筛查程序，以及糖尿病视网膜病变诊断功能的跨人种、多中心人工智能筛查系统，这些技术均处于国际领先水平。

已有的成功经验给医学人工智能未来的发展带来更大的信心，随着越来越多的学科将

人工智能发展纳入蓝图，以及越来越多的医学人工智能进入临床实践，未来医疗成本过高及医疗资源匮乏的产业革新难题或将得到全新的解答。

二、提高医疗效率和医疗质量的需求

以前述斯坦福大学皮肤科人工智能、谷歌糖尿病视网膜病变筛查诊断人工智能为例，我们可以看到，即使现阶段尚未能推广至所有专科领域且应用场景相对狭窄、单一，人工智能依旧具备在一些专业领域达到医疗专家水平的潜能，且毫无疑问地具有广阔的应用发展前景。而除了专业水平能达到专家水准以外，人工智能还有一项人类医生可能无法匹敌的特长——可高效持续运转。

现实医疗场景中存在大量重复性较高的临床任务，例如 X 线照片的审查、患者生命体征的密集记录及实时分析等，这类任务无法由非医学专业的人员来承担，占用了大量宝贵的医疗资源。此外，人类医生在长时间承担这些任务时常常难以避免地会出现疲倦、注意力下降，甚至受外界环境影响致使工作效率降低或差错率增高等现象。虽然医学是一门严谨的学科，但这些问题在传统医疗场景中难以解决。比如，乳腺钼靶 X 线照片作为乳腺肿瘤最常规筛查方式之一，其应用非常广泛，但由此产生的大量 X 线照片中，不到 10% 的病例被认为需要进一步检查，而仅有 4%～6% 的病例被最终确诊为乳腺恶性肿瘤。换言之，90% 以上正常乳腺 X 线照片的判定工作多为单调重复的机械化工作，但这部分工作占用了医务人员最大一部分的精力，致使其反而在面对真正需要处理的病例时容易因疲倦出现错漏。而人工智能系统在面对此类问题时的表现则一如既往地稳健，不仅不会因各类外界环境的改变而影响工作效率，总量巨大且长时间不间断的工作也不会造成错误率的提高，判定结果客观而可重复。基于这些特性，计算机辅助检测（computer-aided detection，CAD）在美国被应用于乳腺 X 线照片的筛查工作已有近 20 年，虽然其表现还具有很大的提高空间，但却始终被认为是提高阅片质量及效率必不可少的工具。

除了表现稳定及不知疲倦，随着计算机性能及算法的不断提升，人工智能系统在工作效率上具备一定优势。虽然现今许多人工智能系统存在应用场景局限、无法单独完成特定医疗任务的问题，而仅仅作为特定步骤的辅助工具参与，但在一些原本规律性强而重复性较高的环节也能大大提高医疗系统的整体工作效率。以受影响较大的肿瘤放疗专科而言，人工智能放疗系统在对放疗专家的靶区勾画结构数据及放疗计划病历档案进行深度学习后，它的辅助介入能将放疗医生数小时的靶区勾画工作量缩短至数分钟，并将放疗计划设计的数小时工作量缩短至半小时内完成，大大减轻了放疗医生的工作负担、提高了工作效率。

三、医疗系统的变革及人群就医习惯的改变

在互联网的发展逐渐改变生活的同时，人们的就医习惯也在悄然发生转变。大多医院都存在人群拥挤和交通不便等问题，越来越多的患者选择在互联网上寻找医学咨询服务。"互联网 +"医疗健康概念的逐渐兴起，移动医疗市场的逐渐扩大，就是新时代人们就医习惯逐渐转变的体现。互联网平台仅仅更好地连接了患者和医生，但并未从根本上改变医疗市场供需失衡的问题，数量严重短缺的医生在处理了传统就医途径来源的患者后，已没有足够的精力来完成互联网诊疗工作。人工智能则是从供给侧进行医疗系统的改革，可快速拓展医疗资源并提高医疗效率，与互联网医疗的发展完美契合并互为补充。

　　此外，我国医疗服务体系正在向分级诊疗方向演进，落实分级诊疗一直是我国新医改的重中之重。医疗系统的这一变革，通过优化医疗资源的配置，让不同层级的医院形成有效的分工协作，从而缓解目前医疗资源供给不足、分布不均的矛盾。医学人工智能的发展有望将顶尖医学专家的知识和诊治经验进行快速复制，通过互联网为基层医生提供实时、有效的决策支持，进而提高广大基层医疗工作者的专业能力，以满足广大人民群众的基本健康需求，为分级诊疗的最终实现提供坚实的技术支持。

　　综上所述，医学人工智能在降低医疗成本、拓展优质医疗资源、提高医疗效率和质量方面，具有无可比拟的优势。其发展也顺应着人们就医习惯的改变，并有望通过互联网服务更广大的人群，为医疗产业改革的最终实现提供最强大的助力。我们期待在未来，医学人工智能的发展能为医学研究及医疗实践翻开崭新的篇章。

（赖伟翊　刘力学）

参 考 文 献

[1] Malin JL. Envisioning Watson as a rapid-learning system for oncology. Journal of oncology practice，2013，9（3）：155-157.

[2] Elliott JH，Turner T，Clavisi O，et al. Living Systematic Reviews：An Emerging Opportunity to Narrow the Evidence-Practice Gap. Plos Medicine，2014，11（2）：6.

[3] Sledge GW，Hudis CA，Swain SM，et al. ASCO's approach to a learning health care system in oncology. Journal of oncology practice，2013，9（3）：145-148.

[4] Nishikawa RM，Gur D. CADe for early detection of breast cancer-current status and why we need to continue to explore new approaches. Acad Radiol，2014，21（10）：1320-1321.

第十四章　医学人工智能对临床诊治模式的改变

　　我国有着庞大的患病人群及多元化眼科病例的基数,然而与之对应的医疗资源及传统医学模式在满足患者需求方面则显得捉襟见肘。仅以眼科为例,2012 年国际眼科理事会(International Council for Ophthalmology, ICO)发布的数据显示,我国注册眼科医生总人数仅 28 338 人,即每 6 万人群中仅有 1 位眼科医生,尚未达到世界卫生组织发起的"视觉 2020"行动中提出的至 2020 年时在亚洲每 5 万人群中有 1 位眼科医生的目标。同时眼科医生的地域分布极不均衡,70% 的眼科医生分布在大中型城市,很多县市级以下基层医疗机构的眼科诊疗工作多为空白,这成了限制我国防盲治盲工作向前推进的瓶颈问题。

　　人工智能(artificial intelligence, AI)领域的兴起及其在疾病诊疗中的应用为眼科疾病的诊断带来了革命性的变化。AI 利用计算机算法,通过对大量已标注疾病信息标签的图像、视频等数据进行学习,最终实现疾病的自动诊断与预测。近来谷歌团队训练的算法能够对糖尿病视网膜病变(diabetic retinopathy, DR)进行准确筛查和分级,斯坦福大学团队进一步借助 13 万张皮肤病变影像建立了对皮肤病变识别率达 91% 的模型,表明基于大规模图像的特征学习模型已经逐渐成熟,为建立疾病智能辅助诊断系统提供了技术支撑。2017 年 7 月 20 日号国务院颁布了《新一代人工智能发展规划》(国发〔2017〕35 号),首次在国家层面制定了 AI 领域发展的指导思想、基本原则及 2030 年周期的中长期规划,一场医疗 AI 时代的变革已经来临。

第一节　医学人工智能改变临床诊治模式

一、医学人工智能助力基层医疗卫生发展

　　基层智能诊疗是人工智能在医疗的核心应用场景。三甲医院名医云集,设备精良,对于人工智能诊疗的需求不算强烈,仅是锦上添花的点缀。相对而言,基层医疗是医疗服务比较薄弱、有待加强的地方,如社区卫生服务中心、村卫生室及乡镇卫生院,人工智能手段的运用可发挥雪中送炭的作用。智能诊疗在基层的落地应用有助于高端技术下沉,合理分流患者,发挥基层医疗优势与能动作用,提升整体医疗服务效率与质量。为将医学人工智能研究成果推向临床应用,2018 年 5 月中山大学中山眼科中心人工智能团队与越秀区疾控中心合作,首次将人工智能辅助诊断系统应用于社区诊疗。团队联合相关医疗科技公司开展包括白内障、青少年近视及眼底疾病在内的人工智能眼科疾病筛查。项目于 2018 年 5 月起陆续在越秀区白云街、珠光街、东山街社区卫生服务中心启动社区眼科人工智能门诊,同时结合社区小学体检等多种形式开展。项目对居民进行裂隙灯眼前节照相、眼底照相、屈光度等眼球参数检查,由人工智

能给出辅助诊断报告。患者通过智能手机可自助查询检测结果和医生诊疗建议（图 14-1-1）。

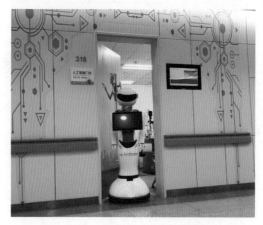

图 14-1-1　中山眼科中心人工智能专科门诊

二、医学人工智能推动个性化医疗落地

"个性化治疗"和"精准治疗"伴随着分子医学的进步与发展逐渐深入人心。但限于个体诊疗资料的多维化与复杂性，其发挥作用的领域及普及范围仍有很大的局限性。人工智能的分析方法可以通过"算法"和"算力"的优势，汇集大数据的土壤，整合多层面多维度医疗信息，训练诊疗模型。在此基础上，针对测试样本实现个性化预测及评估。例如，中山眼科中心领衔研究团队，利用百万大数据进行人工智能算法分析，对青少年近视发生规律及发展趋势作出精准预测，原创论文于 2018 年 11 月在 *PLOS Medicine* 杂志发表。团队利用中山眼科中心及全国 7 家合作单位的近视患者 10 年百万余次验光大数据，运用随机森林算法建立智能预测系统。研究结果揭示出学龄近视眼的发生、发展与稳定所遵循的规律性模式，在此基础上实现对近视进行个体化预测，结果具有较高的准确性：3 年内准确率 90% 以上，10 年内准确率 80% 以上，并可提前 8 年有效预测高度近视！这为及时预测高度近视高危人群，并进行精准干预奠定了基础。研究团队基于此研究开发了一套智能云平台，提供高效的近视预测服务：通过在平台中输入前后两次检查的年龄和度数（间隔至少 1 年），即可得到 10 年内的近视度数变化与高度近视风险（图 14-1-2）。

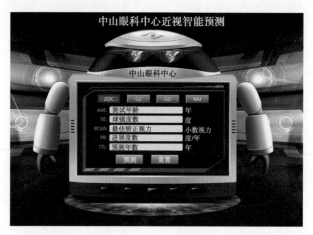

图 14-1-2　中山眼科中心人工智能近视发展预测系统

三、医学人工智能推动诊疗理念从治疗转向预防

所谓大医治于未病，多数疾病是可以通过早期预防降低其发生率，但是由于疾病通常在发病前期表征并不明显，到病况加重之际才会被发现。并且人体结构功能复杂、多样，即使通过多种检测设备，预测准确性仍有限。人工智能技术与医疗健康可穿戴设备的结合可以实现疾病的风险预测和实际干预。风险预测包括对个人健康状况的预警，以及对流行病等公共卫生事件的监控；干预则主要指针对不同患者的个性化的健康管理和健康咨询服务。

第二节　医学人工智能未来挑战

一、传统观念

人工智能作为新兴事物，势必受到传统观念的巨大冲击。西医自清朝传教士在中国设立教会医院至今已逾百年，中医的历史更为漫长，传统"望闻问切"的诊治方式已根植于患者心中。加之医生与患者对于人工智能的工作原理及适用范围并不了解，更加深了怀疑态度。

医学人工智能的落地需要广大人民的参与和信任，否则迟早会在历史的发展中退去锋芒。因此AI医疗想要真正进驻人们思维模式，任重而道远。

二、技术瓶颈

人工智能每一次的高潮都伴随着软硬件技术的突破。然而现今医学人工智能领域不无企业因政策红利随大流进入的现象。有的企业并未考虑过自己是否具备这个技术能力，技术上还存在很大的短板。人工智能发展必须直面模型爆炸、庞大的数据、训练难度大等问题，独立研发和创新能力还有待进一步提升；缺少安全评估体系，对于医疗数据隐私防护措施不够；复杂学科或多学科联合诊断算法还存在技术瓶颈。

三、监管缺位

法律法规是一个行业发展的底线。在AI研究进入到史上第三次高潮的背景下，人们再一次感受人工智能对人类生存有着"潜在的威胁"，可能会对国防安全、社会稳定和医疗隐私等产生极大的冲击。医疗行业关乎人民幸福之本，国家发展之基，人工智能与大数据的发展涉及医疗伦理，医疗安全，患者隐私等关键问题，需要有关政府部门制定相关政策法规，使行业步入有法可依、有法必依的良性循环。

医学人工智能从理论走向运用，至最终惠及大众仍任重道远。诊疗模式的革新使得我们必须重新审视并谨慎处理医生、患者与人工智能之间的关系。人工智能赋予临床医生更为高效且便利的诊治条件，而医生为人工智能的训练与发展提供训练数据、临床经验及发挥作用场景。两者相互融合、共同促进诊疗模式的革新，从而服务广大患者，推动医疗体制及全民卫生事业的进步。

（吴晓航　刘奕志）

参 考 文 献

[1]　互联网医疗健康产业联盟. 2018年医疗人工智能技术与应用白皮书［EB/OL］.（2018-5-07）［2020-02-

27]. http://www.100ec.cn/detail--6448143.html.

[2]　Long E，Lin H，Liu Z，et al. An artificial intelligence platform for the multihospital collaborative management of congenital cataracts. Nature biomedical engineering.［EB/OL］(2017-01-30)［2020-02-27］. https://www.nature.com/articles/s41551-016-0024

[3]　The National Health and Family Planning Commission of China.China Statistical Yearbook of Health and Family Planning. Beijing：China Union Medical University Press 2017.

[4]　Lin H，Long E，Ding X，et al. Intelligent Prediction of Myopia Development Using a Machine Learning Algorithm Based on Multicentre Real-world Electronic Medical Record Databases. PLOS Medicine. 2018.

[5]　Miller DD，Brown EW. Artificial Intelligence in Medical Practice：The Question to the Answer? The American journal of medicine 2018，131（2）：129-133.

[6]　林浩添，吴晓航. 加快基于眼科图像数据库的眼病人工智能辅助诊断平台建设. 中华实验眼科杂志 2018,36（8）：577-580.

[7]　赵阳光. 医疗人工智能技术与应用研究. 信息通信技术. 2018,3：8.

第十五章　医学人工智能对医疗体系和公共卫生管理的影响

2005 年世界卫生组织大会上，所有成员国就"实现全民健康覆盖"达成共识，即所有国民在患病时都能获得他们所需要的卫生服务，并且不会因病致贫；在此基础上，世界各国应持续扩大高质量的医疗卫生服务的覆盖范围。也就是说，在既定的预算约束下，一个国家的卫生体系不但要提供高可及性的卫生服务，还要提供高质量的卫生服务。高可及性意味着卫生体系需要大量的医生，高质量则要求这些医生经过精挑细选和严格训练。然而从各国的卫生实践看，除了极少数发达国家勉强实现了高可及性和高质量外，绝大多数的发展中国家，其所提供的卫生服务是低可及性和低质量的。对于不平衡发展的中国而言，沿海发达地区的卫生服务可及性和质量都可圈可点，但在广大的中西部地区，尤其是农村和偏远地区，卫生服务的可及性和质量堪忧。尽管比尔·盖茨认为，印度和中国"永远无法承担每个公民 1 万美元的医疗费用"，但是人工智能的发展还是给予包括中国在内的发展中国家以希望：利用人工智能建立一个高可及性、高质量的全民医疗覆盖体系。

第一节　中国卫生体系及其存在的问题

一、卫生体系的基本概念

2000 年世界卫生组织报告是卫生系统研究的里程碑式著作，它将卫生系统定义为"所有以促进、恢复和维护健康为基本目标的活动"。2010 年，世界卫生组织系统模块框架将卫生系统定义扩大为："所有以促进、恢复和维护健康为基本目标的组织、人群和活动"，认为卫生体系由卫生服务提供、卫生人力资源、卫生信息系统、基本药物可及性、卫生筹资和卫生管理等六个模块构成，具有可及性、覆盖率、质量和安全四个中间目标，以及改善健康、回应性、社会和财务保护、效率四个最终目标。哈佛大学萧庆伦教授认为卫生体系就是实现目标的手段，它有筹资、支付、组织、管制、劝说五项手段，可及、质量、效率三项中间目标，以及健康、财务保护和公众满意三项最终目标。

二、中国卫生体系的发展

新中国成立后，随着合作化运动的兴起和社会主义公有制的建立，国家对各类医疗机构进行了恢复、整顿和改造工作，形成了以全民所有制为主体、以集体所有制为辅的卫生体系。在农村，建立了村卫生室、人民公社卫生院、县医院的三级卫生服务体系。在城镇，工矿、机关、学校等单位建立了自己的医务室和医院；大中城市为方便居民就诊，建立了街道医院、门诊部、卫生站等,大致形成了市、区两级医院和街道门诊部(所)组成的三级卫生体系和卫生防疫体系。改革开放前的中国卫生体系以较少的投入取得了非凡的成就,被世界卫生组织奉为发展中国家解决卫生保障的典范。

20世纪80年代中期,中国卫生体系以城镇医疗保险为突破口开始改革。至2003年,卫生体系在医保、医疗、医药甚至是公共卫生领域都走上了市场化道路。新医改宣布建立"四梁八柱"式的卫生体系,即公共卫生服务体系、医疗服务体系、医疗保障体系和药品供应保障体系,以及协调统一的医药卫生管理体制、高效规范的医药卫生机构运行机制、政府主导的多元卫生投入机制、科学合理的医药价格形成机制、严格有效的医药卫生监管体制、可持续发展的医药卫生科技创新机制和人才保障机制、实用共享的医药卫生信息系统、医药卫生法律制度。

在中国,我们习惯上把上述干预范围重新解构为"医疗""医保""医药""患者",即卫生服务体系、卫生筹资与支付体系、药品生产供应体系和公众。其中,卫生服务提供体系的内容比较丰富,还包括健康教育与促进、预防保健、治疗、康复四方面内容。卫生筹资与支付体系则包括费用筹集、资金管理、"疾病、药品和服务目录编制"、定价、购买和支付。"医药"包括医疗卫生药品和器械的研发、生产、销售、定价和监管。

三、中国卫生体系存在的问题

改革开放前中国通过公共体系提供医疗保健服务和其他健康必需品,在贫穷落后的情况下大幅提升了人们的健康水平,人均预期寿命比同等经济水平的国家高出了整整10年。20世纪80年代中期以后,中国卫生领域进行了前所未有的市场化改革,然而中国卫生体系面临五大问题:医疗保险覆盖率低,看病难,看病贵和因病致贫,卫生保健费用增长快,以及公共卫生和预防保健服务提供不足。《中共中央国务院关于医药卫生体制改革的意见》明确指出我国卫生体系的问题:"城乡和区域医疗卫生事业发展不平衡,资源配置不合理,公共卫生和农村、社区医疗卫生工作比较薄弱,医疗保障制度不健全,药品生产流通秩序不规范,医院管理体制和运行机制不完善,政府卫生投入不足,医药费用上涨过快,个人负担过重。老百姓看病难、看病贵,因病致贫、因病返贫的现象屡见不鲜"。

经过新医改的大规模投入,看病贵、看病难问题有所缓解,医疗卫生服务质量成为新的关注点。正如习总书记对中国现阶段矛盾总结的那样,卫生领域主要是人们对于高质量医疗卫生服务的追求与中国卫生体系发展不平衡不充分之间的矛盾。

第二节 人工智能对于卫生体系的影响

作为最热门的应用领域,人工智能对医疗卫生领域产生了前所未有的渗透和影响,几乎涉及卫生体系的全部构成要素和目标。尤其在提高医疗卫生服务的能力和质量方面,取得令人惊喜的结果。此外,在医疗机构和卫生体系的运作效率方面,以及卫生服务的覆盖面和公平性方面,人工智能也有着非常大的潜力。甚至可以说,人工智能作为一项革命性的技术,彻底改变了医疗卫生领域的技术环境,有可能导致卫生体系在新的技术基础上重构。

如表15-2-1,人工智能技术可分为计算机图像和视觉、语音和自然语言、深度学习和大数据分析、智能硬件和人机互动四类,已经分别运用到医疗服务、公共卫生和健康管理、药品研发和使用、医保和其他领域。这些领域是卫生体系的主要组成部分,医疗、医药和医保的改善,自然会对卫生体系的目标产生深远影响。本文接下来就逐一分析人工智能应用对于医疗卫生服务质量、卫生体系运作效率、公平性这些中间目标的影响,以及对健康、满意度和费用这些最终目标的影响。

表 15-2-1 卫生服务类型与人工智能技术类型

服务类型	视觉/图像	语音/自然语言	深度学习和大数据分析	硬件和人机互动
医疗服务	病理、放射、皮肤、眼科等影像识别与诊断	语音电子病历录入;阅读生物医学文献;虚拟助手	基因组数据集分析;基于电子病历的疾病诊断和评估;沃森机器人(人工智能医生)	医疗机器人;智能化医疗设备;康复助残机器人
公共卫生和健康管理	人脸识别和健康档案建设	健康咨询;诊后随访	健康风险预测;传染病监测和预警;慢病管理;疾病筛查	智能可穿戴设备;导诊和分诊机器人;随访机器人
药品研发与使用			药物筛选和晶型预测;通过药物基因组学指导治疗	
医保及其他	人脸识别和移动支付		医保审核、大数据分析	

根据文章 *The practical implementation of artificial intelligence technologies in medicine*,*High-performance medicine:the convergence of human and artificial intelligence* 等总结分类。

一、医疗质量

医疗质量有多个维度,就技术质量而言主要指诊断的准确、治疗方案的适当、方案实施水平以及良好的健康结局。人工智能的迅猛发展,在一些专科领域显示出了惊人的潜力,不仅在诊断方面超出了专家的诊断水平,而且能够开具最全面适当的治疗方案。更令人期待的是,未来智能手术机器人与医生协作可以完成以往不能实现的远程高难度手术。这一切,表明人工智能技术有可能大幅度地改善医疗水平和健康结局,给患者带来福音。

(一)诊断

随着计算机视觉在算法方面的巨大进步,在病理、放射、皮肤、眼科等根据影像资料作出诊断决策的领域,人工智能超出专家水平已经是常态了。在放射科领域,一项根据胸部 X 线图像诊断肺炎的比较研究中,基于 121 层卷积神经网络的算法与 4 名放射科医生同时对 11 万多张标记的胸片进行识别,结果表明该算法的准确率优于放射科医生;在胸部 X 线检查癌性肺结节的任务中,一个回顾性学习了 3.4 万多名患者 X 线和扫描结果的深度神经网络模型,其对 X 线肺癌诊断的准确度超过了 18 位放射学家中的 17 位。在皮肤病领域,一项使用了近 13 万张摄影和真皮数字化图像的大型训练数据集的研究中,算法模型与 21 名美国认证皮肤科医生的表现相当。在眼科领域,已经有许多研究比较了算法和眼科医生在诊断不同眼科疾病方面的表现。在一项使用视网膜眼底照片诊断老年性黄斑变性的研究中,深度神经网络算法的准确率在 88%~92% 之间,几乎与眼科专家的准确率一样高。由中山大学中山眼科中心自主研发的人工智能眼科机器人(CC-Cruiser),通过卷积神经网络对大量先天性白内障图片进行分析和深度学习,其诊断能力已达资深眼科专家的水平,诊断准确率可达 93% 以上。然而,病理领域采用数字化图像的速度要比前述领域慢得多,但部分回顾性研究的结果显示数字化病理切片的深度学习模型可以明显提高病理诊断的效率和准确性。此外，在心电图和超声心动图方面，人工智能也有不俗表现。在 549 个心电图的小型回顾性数据集中，使用深度学习诊断心脏病发作的敏感性为 93%，特异性为 90%，其水平与心脏病学家相当。人工智能除了精准识别医学影像外，还具有非常快的处理速度。一张医学影像医生需要 10 多分钟进行观察和分析，而经过深度学习训练好的人工智能系统仅花费几十秒，其速度是医生的近 10 倍。随着医学影像的大规模积累，人工智能影像分析系统不仅能够革命性提高当下医生的影像处理效率，而且有望从积存的历史影像中挖掘出大量有用信息。

（二）治疗

IBM 沃森（Watson）医疗机器人是第一个人工智能在医疗领域被商业应用的典型代表。尽管被指出在一些癌症个案上给出了不准确的建议，制订的药物治疗方案有可能导致严重的不良反应，但沃森机器人提供的癌症治疗方案仍具借鉴意义，尤其是对于医疗水平较为落后的地区。据媒体报道，青岛大学附属肿瘤医院曾接诊一名胃癌晚期并发肝脏肿瘤的患者，医生们对先化疗还是先做手术有不同意见。患者最终选择遵循沃森"先化疗、再手术"方案进行治疗，患者化疗后肝脏癌细胞消失，胃切除手术后恢复良好。南京市第一人民医院将 314 例胃癌病例的医生治疗方案与沃森机器人提供的治疗方案进行对比，发现方案一致的患者比不一致的患者平均多活 4~5 个月。手术机器人更能直接体现人工智能的治疗作用，但目前人工智能在手术机器人中的应用尚不成熟，蜚声世界的达·芬奇手术机器人，实际上是"内镜手术器械控制系统"，并不是按人工智能算法运作的。中国的"天玑"骨科机器人虽然也很先进，但也并非人工智能机器人。在智能化大潮中，多种不同类型的人工智能手术机器人正处于研发阶段，研发能实现自主操控的手术机器人是现阶段的努力目标。

二、运行效率

（一）疾病预测

同其他领域一样，卫生体系里存在大量低效和浪费。用人工智能提高医、保、药、患各领域的效率，自然会提高整个卫生体系的运作效率。众所周知，上医治未病，最能节省资源的是预防医疗，人工智能在预防服务方面的改进对于整个卫生体系而言意义重大。预防领域最初引人瞩目的事件是谷歌的流感预测，尽管它凭借的是寻医问药的搜索大数据而非机器学习算法，但仍然给疾病流行的预测打开了一扇大门。其后，有人从推特上筛选出流感相关记录，再通过无监督学习算法预测它的暴发时空，发现与真实流感数据相比，该预测的准确率达到 97%。在中国也有类似的研究，运用百度和微博数据来预测中国流感的暴发。随着线上健康咨询、预约挂号和导诊、药物销售的增加，多种移动终端广泛应用的推动，移动终端数据作为一种新的数据来源被人工智能算法用来预测某一时空的传染病流行情况，且早于医院就诊记录和疾控部门的汇总统计。相比于传统传染病报告汇总统计体系，建立在大数据和人工智能算法基础上的公共卫生监测预警体系无疑更为敏感和迅捷。第二类可以实现人工智能疾病预测的大数据来源是电子健康档案和电子病历。利用电子健康档案数据，机器学习算法已经能够预测许多重要的健康结局，如阿尔茨海默病和死亡。一项利用了 22 万份电子健康档案的研究表明，深度学习和机器学习算法对于 3~12 个月全死因死亡率的预测准确率为 93%。在姑息治疗领域，该预测方法可以帮助医生作出决定，确定不同疾病晚期患者最有效的治疗方式。另一项使用西奈山心力衰竭队列病例的研究表明，预测患者入院率的机器学习算法的准确率达到了 78%。这些应用表明，机器学习可以准确预测某些疾病的发生，从而为有效调配和利用医疗卫生资源奠定坚实基础。

以上研究均是在群体水平上运用人工智能对患病风险进行预测，而可穿戴设备作为第三种大数据来源，使得人工智能可以实现个体水平某种疾病患病概率的预测。通过美国FDA批准的可穿戴传感器可以持续监测所有生命体征，包括血压、心率和节律、血氧饱和度、呼吸频率和体温，这有助于穿戴者实时了解自身的健康状况并根据异常数据作出预警及提供相应的健康建议。这样的实时监测及干预模式可以有效减少个人甚至是整个国家的疾病负担。基因测序作为第四种大数据来源，也可被用作个体患病风险预测。著名影星安吉丽娜•朱莉因为基因提示具有乳腺癌的高患病风险而对双侧乳腺做了预防性切除，是这方面的典型案例。未来人工智能会更多地被应用于基因测序数据的分析，人类的疾病预防和精准治疗将在个体上呈现崭新的面貌。

（二）药物研发

除了疾病诊断治疗和风险预测，药物研发也是人工智能在医疗领域运用比较成功的场景。药物研发需要投入巨大的人财物，动辄数以亿计。另一方面，全球新药进入三期临床试验的项目越来越少，新药研发迈入瓶颈期。人工智能可以应用在药物开发的不同环节，提高新药研发的效率。在寻找药物靶点方面，人工智能取代人工试验将会在速度方面带来迅速的提升，使得研发周期几乎缩短一半。传统高通量筛选药物的方式非常昂贵，深度学习可以建立虚拟筛选模式来提高筛选的准确性和速度。最后，利用人工智能可以预测出一个小分子药物的所有晶型，既缩短了研发周期又应对了仿制药企业的晶型专利挑战。

（三）日常工作

在减少重复烦琐工作方面，人工智能语音和自然语言处理技术可以大显身手。中国大医院车水马龙，患者们不熟悉复杂的医疗流程和建筑布局，就诊人群对导诊和分诊的需求十分巨大。人工智能拥有的语音和问答功能可以有效满足这一需求。一些公司推出了导诊机器人，如科大讯飞的"晓医"已经在天津医科大学总医院空港医院"上岗"。此外，针对医生在病历录入方面的繁重工作，科大讯飞、云之声等公司也推出了语音电子病历录入系统，使得医生轻松将医患问答转化为电子病历，甚至是结构化的电子病历。智能随访是智能语音和语言处理在诊疗过程中的末端应用。院外大规模随访限于人力物力一直未能顺利开展，运用智能随访机器人有望打破这一局面。人工智能在自然语言处理方面的进展，也使得医保审核引入人工智能成为可能。人工智能的引入有望将相关人员从审计等重复性工作中解放出来，将精力集中到违规案例等复杂情况的处理上。

三、费用

据估计，人工智能每天可以处理超过2.5亿张图像，总共花费约为1000美元，这意味着人工智能节省了数十亿美元的惊人费用。因此，人工智能应用于诊断和治疗可以有效降低医疗成本。此外，智能技术的运用还有可能减少医院多种工作人员的数目，如负责编码和计费、手术室安排和诊所预约、诊后随访等不同职能的工作人员。例如，在宾夕法尼亚州有超过10万名患者接受了外显子组测序，由人工智能聊天机器人向患者提供检查结果报告及给出简单的治疗意见，这极大减少了对遗传咨询师的需求。也就是说，人工智能的运用可以减少卫生体系对训练有素的医、护、药、技等人员的需求，从而潜在地节约了卫生总费用。在医疗过程中最昂贵的就是药品。人工智能药品研发系统能在医药研发过程中减少人力、物力的投入，节约时间，降低药品研发成本。以美国药品研发的公司Atomwise为例，该公司 2015 年宣布通过人工智能算法在 1 周内找到了两种或许能用来抗击埃博拉病毒的药物，期间付出成本不超过 1 000 美元。

上文已述，预防在所有卫生服务中具有最佳的成本效果。如果我们通过可穿戴设备、网络搜索和导诊购药、基因测序、电子健康档案和病例等来源的大数据精确预测个体和群体的疾病暴发风险，那么就可以针对性地干预或应对健康问题，做到不得病、少得病、不得大病，多面减轻疾病负担，从而减少在医疗方面的费用支出。尤其在老龄化社会，运用人工智能算法实现精准健康管理，减少各种慢性病的发病率和入院率，对于实现健康老龄化和控制医疗支出具有重要作用。

需要指出的是，这些费用的减少部分是大众预期的，并非真实发生。此外，人工智能技术的运用伴随大量前期投资，尤其是商业投资，需要有相应的回报，因而短期内不一定能降低医疗费用，甚至会增加新的费用。如沃森机器人在中国的应用，一个病例的诊断和治疗方案要收费数千元。总而言之，如同其他新技术一样，人工智能技术早期可能尚难以缩减医疗费用，但随着该技术的广泛应用，相关费用必然会降低并减轻大众的医疗负担。

四、健康、满意度和财务风险保护

卫生系统的最终目标是实现健康、满意度和财务风险保护。鉴于人工智能在控制或缩减医疗费用方面的潜力，我们可以乐观地估计它的应用有助于提高财务风险保护程度，即减少因病致贫、因病返贫的发生。正如前文对医疗质量影响的相关段落所述，大部分研究都是回顾性的，智能技术并未前瞻性地投入到真实的临床实践中，因此对于健康结局指标的影响，目前都是一种美好的预测，并未在真实世界中得到检验。不过从现有研究看，患者对于人工智能医疗服务的评价良好。以肺结核督导服药为例，患者可以通过手机拍摄上传服药照片，通过人工智能算法得到确认，从而无须到发药点在医生的现场监督下服药。这一方面减少了患者的间接费用和往返时间，另一方面也减少了医生的工作量。患者对此满意并不仅仅是节省了费用和时间，更因为避免医生上门督导或到结核病门诊服药，从而减少了个人隐私暴露和周围人群对他们的歧视。

第三节　人工智能在中国卫生体系的运用前景

人工智能在中国卫生体系的运用，很大程度上是和"互联网 +"战略联系在一起的。人工智能影响中国卫生体系的范围在《国务院关于印发新一代人工智能发展规划的通知》和《国务院办公厅关于促进"互联网 + 医疗健康"发展的意见》均有体现。除了前文已述功能，人工智能在中国场景下应用还面临一个独特的使命，就是要解决高质量卫生服务的可及性。这既是一个公平问题，也是一个资源分配的政治和伦理问题。

众所周知，中国卫生资源的配置呈倒三角状态，医疗资源尤其是优质医疗资源大多集中在一线城市。但即使在一线城市内部，医疗服务水平和质量也出现明显的分层现象：三级甲等医疗机构能够提供高水准的医疗服务，基层医疗机构的服务水平则较低。此外，自 2003 年建立新农合以来，中国卫生服务的经济可及性大为改善，医保覆盖率自最低点的 13% 逐步提高到 95% 以上。新医改之后，基本公共卫生服务因专项资金投入的增多而大为改善，基层医疗卫生服务质量也不断提高。然而，被医保释放的大量医疗服务需求，尤其是其中对于优质医疗服务的需求，使大量患者流向了三甲医院。优秀医疗资源的分布和供需均存在不平衡。人工智能技术不但可以提高优质医疗资源的服务效率,其与"互联网"的结合能将三甲医院的服务导入基层,为医疗质量分层问题的解决提供线上协助的新思路。有别于医疗卫生资源配置调整方案,基于人工智能的线上卫生服务提供方式极有可能通过较小的社会代价塑造一个全新的卫生服务模式,实现高质量卫生服务的普遍可及,如图 15-3-1 所示。

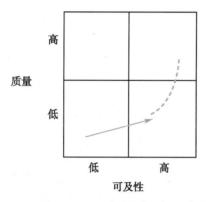

图 15-3-1　中国卫生体系质量和可及性发展的路径

以广东省第二人民医院为例,它与位处广东粤北地区的阳山县合作,建立了基于远程医疗的省 - 县 - 乡 - 村四级医联体,并为贫困村村医配备了其开发的人工智能医生软件。以前村医出诊,只能携带药箱和听诊器,现在则配备了装有人工智能医生软件的手机和便携式检查设备。村医可以在村民家给患者提供血压、血糖、血氧、脉率、体温、心电图等检查,并将这些体检信息保存为电子健康档案。如果村医无法明确诊断,可以求助于人工智能医生软件。如果智能医生也无法确定诊断,村医就可以把该病例相关的文字、图片、音频、视频等信息发送给广东省第二人民医院的医生,请他们协助诊断。目前该人工智能医生涵盖了 200 多种常见病,占基层医疗机构日常诊断病种的 90%,诊疗水平相当于中级临床主治医师的水平。这一方案可以有效提高基层医生诊疗水平,得到了广东省卫生健康委员会的认可,并计划在广东省 2 277 个贫困村卫生站进行推广。

一言以蔽之,人工智能在提高卫生体系服务质量和运作效率方面具有强大潜力。对于中国这样的发展中国家而言,人工智能将全面提高医疗卫生服务机构的诊疗水平和能力。通过医联体的组织形式和在线人工智能医疗服务,高水平医疗机构可以帮助基层医疗机构,缩小两者之间的差距。鉴于目前人工智能的发展态势,建立一个普及的、高质量卫生服务体系是未来可期的。

（吴少龙）

第十六章　医学人工智能与机器人的融合

第一节　医疗机器人的兴起

医学人工智能与机器人的融合，使得医疗机器人步入加速道，应用场景从手术机器人拓展至康复机器人、服务机器人、试验机器人等。更具体地说，智能假肢、外骨骼和辅助设备等技术可以帮助修复人类受损身体，医疗保健机器人等能够辅助医护人员的工作。

一、医疗机器人的市场规模

据全球领先的市场研究与咨询公司 Markets and Markets 估计，从 2016 年起，全球医疗机器人的市场规模将保持近 17% 的年复合增长率，到 2020 年有望达到 114 亿美元。该市场的增长主要归因于以下因素：在康复治疗中机器人辅助训练所占据的优势、医疗机器人研究经费的增加、医疗机器人的技术进步以及医疗机器人公司的首次公开募股发行等。

基于产品，全球医学人工智能机器人市场分为五个部分：手术机器人、康复机器人、无创放射外科机器人、医院和药房机器人以及其他类型。其中手术机器人仍处于主导地位，占据 60% 左右的市场份额。康复机器人进一步划分为治疗机器人、辅助机器人、外骨骼机器人和其他康复机器人。治疗机器人预计将以最高的复合年增长率增长，很大程度上是由于该领域技术的创新，语音识别、自适应编程和改进的传感器等能够提高效率和效用的技术被集成到机器人系统中。

基于应用，医学人工智能机器人市场被划分为腹腔镜、神经外科、矫正外科、药房应用和其他应用。神经外科应用预计具有最高的年复合增长率，可归因于医学人工智能机器人的精确度和质量的提高。

该报告还指出北美占据全球医疗机器人市场的最大份额，其次是欧洲。同时指出，快速增长的亚洲地区，在未来 4 年医疗机器人使用中会有最大幅度的增长。机器人市场的崛起也会对发展中国家经济转型产生深远影响。

根据咨询公司 GCiS 在 2016 年的一份报告，2016 年中国医疗机器人市场的估值为 7.91 亿元人民币，比 2015 年增长 34.4%。到 2021 年，医学人工智能机器人行业的市场估值预计将增长到至少 22 亿元人民币。从外科手术到康复以及家庭护理，机器人将成为国家医疗保健行业的一部分。机器人将重塑二级保健、三级保健、乃至家庭和社区的主要护理体制。手术机器人已经在一些高端医院协助外科医生完成了更精确和更少侵入性的手术。许多国内企业已处于产品开发和临床试验阶段，大量医疗机器人新产品将不断涌现。

二、不同医疗环境中的应用

为了涵盖医疗环境中的各种角色，医学人工智能机器人领域不断扩展。

（一）外科手术

在手术室中，机器人系统被用于实施各种手术。这些机器人虽然尚不能完全自主进行手术操作，但却大大提高了外科医生的能力，通过使用更小的切口，以减少失血，帮助手术更精确地完成，并且可以缩短愈合时间。另外，它们还可以进行远程手术。

视网膜静脉阻塞的矫正手术需要眼科医生将一根超细针头插入静脉，并注射药物以溶解血栓。没有一个外科医生可以手动将药物注射到0.1mm宽的视网膜静脉中，同时保持针头完全静止10分钟，人为操作损伤静脉或周边视网膜的危险性太高。研究人员转向使用医疗机器人技术进行手术方案解决，开发出一种能够精确、稳定地将针插入静脉的装置。插入针头后，机器人可以使其保持不动。该团队还设计了一种超薄注射针，其宽度仅为0.03mm。鲁文大学医院眼科医生已经使用这种手术机器人成功地对患者进行视网膜静脉阻塞手术（图16-1-1）。

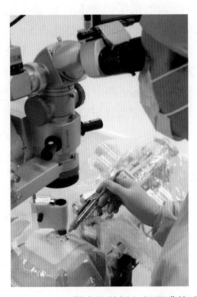

图16-1-1　机器人将针插入视网膜静脉

瑞士伯尔尼大学医院的外科医生和伯尔尼大学生物医学工程研究中心的工程师开发了一种精确的机器人中耳通道，以帮助人工耳蜗的植入。耳蜗电极阵列的常规手动植入可能导致听力丧失和面部神经受损的并发症。而这种立体定向引导医疗机器人可以提高精度并改善患者的治疗效果。该方法包括计算机辅助规划、机器人进入中耳、手动耳内进入以及通过创建的通道进行电极插入。使用手术规划软件和机器人钻孔，能够通过直径约2.5mm的微创锁孔通道从耳后直线进入耳蜗。由于机器人需要在没有外科医生直接手动操作的情况下执行钻孔操作，因此工程师要设计更加安全的系统，以实现跟踪和控制超出外科医生能力的机器人钻孔。整个设备的安全组件包括高精度光学跟踪系统传感器和在钻孔时用于抵抗骨骼纹理阻力的传感器。一种类似雷达的神经刺激探针将微小电脉冲送入骨骼中，机器人可以从中计算出它是否在理想的轨道上。该设备信息可以告诉外科医生在任何给定时刻机器人的位置，并控制安全钻孔。

（二）药物输送和远程医疗

在药物输送方面，医疗机器人可以最大限度地减少药房错误，还可以减少员工接触有害物质（例如化疗药物）以提高安全性，图16-1-2所示就是一个药物传送机器人。

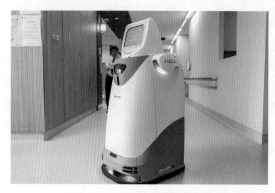

图 16-1-2　药物传送机器人

提供药物或进行小型外科手术的微型机器人可以很快地在血液中游动，利用磁共振扫描仪的磁力来引导这些"微型外科医生"，每一个都在0.5～2mm的范围内通过血管。休斯敦大学的研究人员开发了一套工具，以扩大磁共振成像（MRI）在无创或微创治疗中的作用。研究人员设想部署成群的微型外科医生来运输药物或自组装介入工具。

扫地机器人Roomba的制造商iRobot推出了RP-VITATM，这是第一款经美国联邦政府批准的远程医疗机器人，结合了最先进的通信技术和自动驾驶技术。该机器人可在手术前、手术中和手术后使用，用于心血管、神经、产前、心理、重症监护和检查。该系统支持患者与医院服务人员以及远程医生之间的实时音频和视频通信。

（三）杀菌机器人和康复机器人

为了降低医院内感染的发生率，杀菌机器人在医院走廊里进行工作。这些移动机器人的清洗过程包括输送高强度紫外线和脉冲氙紫外线以消毒表面。

由密歇根医学传染病部门临床研究主任Keith S.Kaye领导的一个研究小组将在医院里对研制的Xenex杀菌机器人进行测试，这是首批无接触室内消毒的研究之一。由于患者容易在医院治疗期间受到获得性感染，Xenex杀菌机器人提供的高强度紫外线照射能力能够保护患者免受梭菌等超级细菌的侵害（图16-1-3）。

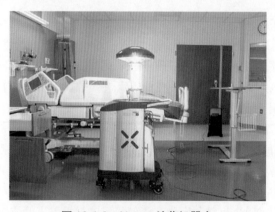

图 16-1-3　Xenex 杀菌机器人

医疗机器人还可以提供康复援助。康复机器人可以协助训练和评估患者的感觉运动性能，例如智能外骨骼和其他可穿戴设备等可以通过传感器技术对患者的恢复状态进行精确测量，治疗机器人能够提高治疗师的工作效率，并帮助治疗师更好地评估患者是否进步。军事医学的未来也可能是由那些在战场上救出伤员或执行紧急医疗干预的机器人所塑造。虽然有些人认为手术机器人和康复机器人制造的高成本可能会阻碍这项技术的推广，但人工智能领域的持续进步、医疗行业对自动化日益增长的需求，以及对微创甚至无创手术需求的不断增长都将推动市场的迅猛发展。

总体而言，医疗机器人在这三个领域的应用正在增加。具体来说，在社会和政策因素驱动下，康复机器人可能在未来五年内显著增长，而对于手术机器人来说，需求可能主要来自能够负担昂贵使用费用的患者群体。尽管国内的手术机器人的推出可能会在一定程度上降低成本，但在未来3~5年内，手术机器人的使用仍不太可能普及。

我国医学人工智能机器人虽然起步较晚，但整体实力与发展速度不容小觑。虽然中国医疗机器人市场上存在部分国外供应商，包括 Intuitive Surgery 等全球领先企业，但他们的产品往往价格昂贵，例如"达•芬奇"系统成本超过 300 万美元，只有国内极少数的医院有条件引进。对于康复机器人来说，国内供应商的产品与国外的产品在技术和性能上几乎相当，但是价格却低廉很多。因此与国外相比，国内医疗机器人企业的市场竞争力也很可观。

第二节 医学人工智能机器人的发展

医学人工智能机器人有可能从根本上改变外科手术，利用人类和计算机技术的互补优势介入医学。医学人工智能机器人可以被认为是信息驱动的手术工具，使外科医生能够更安全、更有效地治疗患者并降低并发症发生率。

医疗机器人最终是一个应用程序驱动的研究领域。医学人工智能机器人系统的发展需要大量的创新，并且可以带来非常切实和根本性的技术进步。如果医疗机器人被广泛接受和部署的话，必须提供显著的优势。而这些优势往往难以衡量，可能需要较长时间来评估，并且可能对不同的群体有不同的重要性。

医学人工智能机器人通过利用人类和机器人的互补优势来执行程序，可以显著提高外科医生执行手术的技术能力。它们可以在恶劣的放射环境中工作，并能够为患者体内的微创手术提供极大的灵活性。这些能力既能提高普通外科医生执行手术的能力，也能为少数极有天赋的外科医生提供不受帮助地执行手术的机会。

总的来说，医学人工智能机器人带来的最直观的优点就是患者康复很快。平均而言，要比接受传统手术治疗的患者提前2~5天出院。此外，恢复正常活动的速度也要快50%。更短的恢复时间不仅对患者好，还意味着在手术前、手术期间和手术后需要更少的工作人员，因此也直接地降低了住院费用。

然而使用医疗机器人进行手术的成本更高，而且对于想成为外科医生的人来说，他们不仅要学习传统手术，还需要更多的训练来学会操作医疗机器人系统。

（蒋杰伟　陈　卉　刘西洋）

参 考 文 献

[1] Gui Z，Wu J. Study on the Status and Trend of Global Robotic Industry and Forecast of Future Robotic

Industry in China. Dongfang Elect Rev，2014，4（2）：6-12.

[2]　Akachi K，Kaneko K，Kanehira，N，et al. Development of humanoid robot HRP-3P［C］//5th IEEE-RAS International Conference on Humanoid Robots，IEEE，2005：50-55.

[3]　Schlogl L，Sumner A. The Rise of the Robot Reserve Army：Automation and the Future of Economic Development，Work，and Wages in Developing Countries. Working Papers，2018.

[4]　Chen W，Yan G，Liu，H. Design of micro biopsy device for wireless autonomous endoscope. International Journal of Precision Engineering & Manufacturing，2014，15（11）：2317-2325.

第十七章　机器人医生的出现和对医学伦理的挑战

一、机器人医生的出现是医学发展的产物

人们对医疗水平的要求日益提高，现代医学的发展面临着诸多瓶颈，如有限的医疗资源与庞大人口数量之间的巨大矛盾、医疗资源分布不均制约着我国分级诊疗的实施效果、人类医生的生理极限限制了手术操作精准度的进一步提升等。在医学发展需求和科学技术进步的推动下，医学人工智能和机器人得以深度融合，促使机器人医生的出现。

机器人医生可以协助人类医生诊断疾病和监测病情发展，并具有高效和可长时间工作等优点，有望缓解我国人均医疗资源短缺问题。机器人医生还可以复制中心城市三甲医院专家的诊疗和决策经验，通过互联网辐射并应用于基层社区医院和偏远山区等医疗服务点，使更大范围的人群便利地享受到三甲医院的优质医疗资源；根据患者病情轻重有选择性地向上级医院转诊，可望有效缓解"三甲医院人满为患，基层医院门可罗雀"的困境，提升我国分级医疗制度的实施效果。此外，基于计算机算法和精密机械部件的机器人医生，可突破人类医生的生理极限，可进一步提升手术操作的精准度和安全性。因此，机器人医生的出现，是医学发展和科技进步的必然产物。

二、对医学伦理的挑战

随着机器人医生的出现和发展，并越来越多地参与到人类医生和患者之间的诊疗活动中，越来越多的问题也随之产生，其中机器人医生在医疗活动过程中对医学伦理的影响和挑战越来越受到人们的关注。理清这些伦理问题是解决方案制订的重要依据。目前机器人医生引发的医学伦理问题大致可分技术安全、患者隐私、人类医生地位剥夺和机器人医生的权利问题四方面。

技术安全问题是机器人医生对医学伦理最重要的挑战之一，技术安全也是机器人医生走向临床应用最基本的要求。机器人医生的技术安全问题主要是指，在医疗过程中机器人医生由于各种原因出现误诊、漏诊或者不恰当的治疗建议和手术操作导致不同影响程度的医疗差错。引入机器人医生的初衷是为了协助医生更便捷和精准地实施医疗实践，提高患者就诊的满意度和手术疗效。如果机器人医生的技术安全性得不到保障，人类医生和患者将得不偿失，这背离了研发机器人医生的初衷。机器人杀人事件早有报道：1978年日本一个切割钢板的机器人误将操作工人当作钢板执行了既定切割程序；1989年机器人棋手在与人类对战失利后通过释放高强度电流杀死了对手；2013年奥地利一个家庭的扫地机器人自动爬上炉灶并自焚，连带烧毁了主人的房子。这些智能机器人伤人事件至今无法得到合

理的解释,而机器人医生在辅助手术过程中的任何"失控操作"将有可能导致严重的医疗事故。因此,技术安全问题是机器人医生走向临床应用必须解决的重点。

患者隐私问题是机器人医生面临的第二个伦理挑战。根据美国国会 1996 年颁布的《健康保险隐私及移植责任法案》,各机构必须采取适当措施保护患者信息的私密性。然而,机器人医生在人工智能医疗的实施过程中不可避免地会接触到患者的信息。机器人医生不但在算法训练时依赖大量的患者数据信息,而且在接诊患者时需要在信息录入后进行诊断评估。与人类医生不同,机器人医生会将所接触的患者信息保存于云端或存储器,即使被人工删除后也可进行数据恢复;患者的信息也可以通过指令被任何人调取。因此,在机器人医生辅助医疗开展过程中的数据安全问题和患者隐私泄露风险需要引起重视。

机器人医生对医学伦理的第三个挑战是对人类医生社会地位的威胁。机器人医生的主要职责是辅助人类医生进行医疗活动,两者应为良好的合作关系。然而,大量可完成海量重复性及部分有一定技术含量工作的机器人医生的上岗,势必导致原来这些岗位上的医护人员被迫下岗或转行。如果不能合理规划机器人医生和人类医生的工作范围和内容,形成良好的优势互补的合作模式,机器人医生的大量出现可能直接威胁到人类医生的社会地位,导致机器人医生与人类医生的恶性竞争。

随着科技日益进步,机器人的智能化程度越来越高,不少机器人已经具备了和人一样的思维规则,机器人医生的权利也越来越受到广泛的关注和争论。人类医生在完成规定的医学训练后依法取得处方权和手术权,那么一个训练有素的机器人医生,在获得达标的诊断和手术操作能力后,是否拥有自己的处方权和手术权?在医疗机构服务的机器人医生履行了"员工"的义务和职责,是否应该获得员工应有的权利?并依法得到国家劳动法的保护?机器人医生的权利有别于普通人类医生,对现有法律体系提出了严峻的挑战,但相关问题的明确和解决是机器人医生不断发展的必然趋势。机器人的法律地位是法治国家对机器人社会化应用的一种制度回应,实际上在人类主导的权利体系下,赋予机器人医生权利的最终目的是让其更好地服务于人类医生和患者。

除了以上四方面,机器人医生属于高科技智能辅助技术,所需费用较高,经济条件较差的患者可能无法享受到高科技带来的精准医疗服务,因此具有一定的不公平性和偏向性。此外,具有某些人口特征的人群,也可能因人工智能算法训练的倾向性,被贴上特定疾病类型高发的标签:如南方沿海地区的人群往往容易被机器人医生判断为地中海贫血和鼻咽癌高危人群。这将会带来特定类型人群的歧视等风险。

三、应对方法

(一)通过法律强化

伦理体现道德意志,外延较大,但并不具有强制力;法律的外延相比之下要小一些,但其约束力最强。因此,可以通过设立和颁布约束医疗机器人行为、明确机器人医生研发和制造者、临床操作者和医院相关监管部门责任的法律法规,以达到防止机器人医生对患者和人类医生的造成伤害或者人类虐待机器人医生等行为的目的。早在 1950 年,美国科幻小说家阿西莫夫在其小说《我是机器人》中提出了机器人法律的原始雏形"三定律",优先级依次递减:首先,机器人不得伤害人类或坐视人类受到伤害;其次,机器人必须服从人类命令;第三,机器人必须保护自己不受伤害。这些准则也成为机器人发展中所遵循的道德底线。

韩国政府起草了世界上第一份《机器人道德宪章》，规定机器人必须严格遵守命令，不能对人类的利益造成危害，人类也不能虐待机器人，应该充分尊重机器人的利益并合理使用。日本也推出了《下一代机器人安全表现指南（草案）》，用于提高智能机器人的技术安全和约束机器人的行为规范。

（二）机器人医生操作者

目前机器人医生的职责定位主要是辅助人类医生，由人类医生直接操控，人类医生是机器人医生的诊疗意见和手术操作精准度的第一责任人。人类医生应该认清自身与机器人医生的合作互助关系，熟悉机器人医生的特点和操作，做到合理使用，最大限度地发挥机器人医生的优势和价值。为了避免操作医生因对机器人医生的性能不熟悉而发生医疗不良事件，美国 FDA 要求所有外科医生必须在接受系统的机器人操作培训并取得培训合格证书后才能进行机器人辅助手术的操作。与机器人合作的人类医生必须具备丰富的临床诊疗和手术操作经验，有足够的能力鉴别机器人医生诊断的准确性和手术操作的精准性。同时，人类医生应该保护机器人医生应有的权益，不过度依赖和保证规范使用机器人医生。

（三）医院监管部门

医院管理部门需要承担相应的社会和法律责任，不能纯粹以追求医疗业绩和减少人类医生资源投入为目的而大量引进机器人医生。医院管理部门应当进行充分的医疗需求调研，合理地引入机器人医生，平衡机器人医生和人类医生的结构比例，最大限度地发挥机器人医生的医疗价值。此外，医院管理部门应成立监督小组，及时发现和处理机器人医生医疗过程出现的伦理问题。医院管理部门还应明确机器人医生所在科室和操作医生等各方责任，出台相应的奖惩制度。对于不同年资的机器人医生，对其"临床经验"和诊疗能力进行评级，不同等级的机器人医生拥有相应的诊疗权限。

（四）科技人员

机器人医生的设计既是一个科学技术问题，同时也是一个社会伦理问题。科技人员作为机器人医生的设计者，必须充分认识自己的社会责任，遵循科技人员的职业道德规范，将机器人医生的技术与伦理控制相结合。科技人员应将道德和伦理规范写入人工智能程序，对机器人进行伦理设计和技术操作限制，使机器人医生具有一定的伦理判断能力，其道德行为也限定在人类的可控范围内。目前，科学家们对机器人医生的伦理控制相关问题已作出了初步设想，显示出科技人员对其社会责任的自觉承担性和对机器人医生伦理的思考。对于机器人医生伦理问题的真正解决，科技人员还有很漫长的路要走。

（五）患者群体

鼓励相关部门建立对机器人医生的患者服务质量评价体系，共同努力监督机器人医生的行为规范和伦理问题。患者与机器人医生直接接触，能感受到机器人医生带来的便利和满意的疗效，或者是伤害等负面影响，都应该得到总结和评估。患者应及时准确地向负责医生反馈机器人医生的疗效或其他各种不良反应。此外，如果发现自身隐私泄露等伦理问题，也应及时向负责医生反馈和沟通，做好挽救措施以避免影响进一步扩大。

四、总结

机器人医生的出现是医疗发展和科技进步的必然产物，对缓解医疗资源短缺和分布不均的问题，以及提升手术操作精准度方面具有重要作用。尽管机器人医生在促进医疗发展，优化人类医疗实践活动过程的同时,也带来了对医学伦理的冲击,然而,随着针对机器人医生运营或管理的法律及相关监督体系不断完善并落实到位,再加上各部门人士各司其职并做好防范措施,相信机器人医生在未来可以与人类医生在守护人类健康这一阵线上各展所长,共同打造有人文关怀的科技创新型社会,使"科技以人为本"这一口号在医学界也能变成美好的现实。

（林铎儒　李睿扬）

参 考 文 献

[1] Unger SW, Unger HM, Bass RT. AESOP robotic arm. Surg Endosc, 1994, 8 (9): 1131.

[2] FDA. FDA permits marketing of artificial intelligence algorithm for aiding providers in detecting wrist fractures. (2018-05-24) [2019-09-01]. from https://www.fda.gov/newsevents/newsroom/pressannouncements/ucm608833.htm

[3] 赵玉群. 机器人发展引发的技术伦理问题探究. 周口师范学院学报, 2015, 32 (6): 83-86.

[4] Sharkey, N. The ethical frontiers of robotics. Science, 2008, 322 (5909): 1800-1801.

第十八章 医学人工智能行业的标准制定和法律监管

医学人工智能是一个新兴学科，许多问题需要社会各界一同探索和解决。医学人工智能的发展涉及广大人民群众的生活品质和生命安全。对医疗人工智能的行业标准和法律法规的制定必须经过详细和严格的论证，在保护各方应有权益的同时也要保证不会出现因为监管力度过大，而打击大家推动和创新医学人工智能的积极性。

第一节 国家的宏观政策

医学人工智能属于新兴学科，需要进行大量基础研究和研发经费，而且相关标准和法律相对空白，必须有国家政策上的扶持和推动。为响应人工智能的蓬勃发展，促进新一轮产业革命，近 2 年国家及地方发布了一系列针对人工智能的政策。发改委等四部委于 2016 年 5 月 18 日发布了《"互联网＋"人工智能三年行动实施方案》。国家六部门于 2017 年 6 月 13 日联合印发了《"十三五"卫生与健康科技创新专项规划》。国务院于 2017 年 7 月 8 日发布了《新一代人工智能发展规划》。工信部于 2017 年 12 月 13 日发布了《促进新一代人工智能产业发展三年行动计划（2018-2020 年）》。

其中，国务院在《新一代人工智能发展规划》明确指出在智能医疗方面"推广应用人工智能治疗新模式新手段，建立快速精准的智能医疗体系。探索智慧医院建设，开发人机协同的手术机器人、智能诊疗助手，研发柔性可穿戴、生物兼容的生理监测系统，研发人机协同临床智能诊疗方案，实现智能影像识别、病理分型和智能多学科会诊。基于人工智能开展大规模基因组识别、蛋白组学、代谢组学等研究和新药研发，推进医药监管智能化。加强流行病智能监测和防控"。在智能健康和养老方面，"加强群体智能健康管理，突破健康大数据分析、物联网等关键技术，研发健康管理可穿戴设备和家庭智能健康检测监测设备，推动健康管理实现从点状监测向连续监测、从短流程管理向长流程管理转变。建设智能养老社区和机构，构建安全便捷的智能化养老基础设施体系。加强老年人产品智能化和智能产品适老化，开发视听辅助设备、物理辅助设备等智能家居养老设备，拓展老年人活动空间。开发面向老年人的移动社交和服务平台、情感陪护助手，提升老年人生活质量"。

在《"十三五"卫生与健康科技创新专项规划》中明确指出要推动前沿创新，"开展医学大数据分析和机器学习等技术研究，开发集中式智能和分布式智能等多种技术方案，重点支持机器智能辅助个性化诊断、精准治疗辅助决策支持系统、辅助康复和照看等研究，支撑智慧医疗发展"。发展新型健康服务技术，"基于人工智能技术，推动医疗健康与大数据分析的紧密融合，推动健康风险和疾病预警、预测、诊断、治疗与康复等各环节的智能化发展，发展自动诊断、临床决策、手术规划、智能康复、个性化健康管理等新模式，推动以智慧化为方向的智慧医疗服务发展"。

国家对人工智能十分重视并正积极推动人工智能的发展。因此为响应国家的号召，医学人工智能标准及法律监管的制定已经刻不容缓。

第二节　国内医疗器械准入标准

在我国，医学相关的人工智能产品作为医疗器械，需要经过设计开发、注册检测、临床试验、注册申报、生产许可申请等一系列过程。

医学人工智能属于医疗器械，受医疗器械相应的法律管理。在我国，医疗器械的管理法例主要有《医疗器械监督管理条例》以及《医疗器械注册管理方法》。对应不同的医疗器械，国家食品药品监督管理总局制定了相应的注册指导原则，如对应医学图像存储技术，国家食品药品监督管理总局发布有《医学图像存储传输软件（PACS）注册技术审查指导原则》，对应白蛋白测定试剂发布有《白蛋白测定试剂（盒）注册技术审查指导》。但针对医学人工智能相关的医疗器械，国家食品药品监督管理总局尚未制定对应的注册技术指导原则。这造成了医学人工智能开发人员没有技术指导原则可以依照，以及审判机关没有可参照的标准来审核医学人工智能器械的技术水平，在一定程度上加大了开发和监管的难度，因此制定医学人工智能相关技术指导准则是十分迫切的。

在我国，医疗器械的注册审批有严格的流程与标准。根据《医疗器械监督管理条例》《医疗器械注册管理办法》规定，一般的医疗器械产品从注册申报到注册完成，需要1～5年的时间。为了加速创新型医疗器械的审批工作，国家食品药品监督管理总局于2014年2月7日发布了《创新医疗器械特别审批程序（试行）》（食药监械管〔2014〕13号）。该文件是针对创新型医疗器械设置的审批通道，在加快创新型医疗器械的审批的同时保证上市产品安全有效。然而该审批程序有严格的审批标准。首先该产品需在国内具有核心技术发明专利权，属于国内首创，产品性能或安全性有根本上改进，并且产品基本定型，研究过程真实，研究数据完整。在此严格的审批标准下，医学人工智能产品较难获得审批。

第三节　国外医疗器械准入标准

在美国，医学人工智能产品作为医疗器械，受到美国食品药品监督管理局的监管。美国食品药品监督管理局是美国专门管理食品和药物的机构，是美国第一个致力于保护消费者的国家机构。与欧洲、巴西等地实行的标准化分级制度不同，美国食品药品监督管理局的分级是基于原型的，并且根据医疗器械对公众的风险分为3类。其中第一类普通管理（general controls）产品包含风险小或无风险产品，如医疗手套，压舌板，手术刀等。这类产品无须接受上市前批准（pre-market approval）的审查。生产企业向美国食品药品监督管理局提交证明并登记后即可上市。第二类为普通和特殊管理（general & special controls）产品。受这类管理的产品需要保证其质量及安全可靠性。大多数两类产品要接受上市前通告（510K）审查流程。生产企业需在产品上市前90天向美国食品药品监督管理局提出申请，通过审查后才可上市。风险程度最高的第三类产品需要接受上市前审批（pre-market approval）。一般在 180 天内完成。如果需要联邦咨询委员会的评估则为 320 天。该类产品包括人工心脏瓣膜、心脏起搏器、人工血管等支持或维护生命的产品。

除此之外，为了优化创新型产品的上市过程，美国食品药品监督管理局还设立了 De Novo 流程。在美国食品药品监督管理局的审核制度下，任何接受审查的新产品都要证明其效能比市面上的类似产品相当或更好。对于没有类似产品的创新型产品（如大部分医学人工智能产品），会被自动归类到风险系数最高的第三类，接受最严格的审查。为了避免一些风险系数较低的新产品接受无谓的严格审查，De Novo 流程让没有类似产品的新产品先接受评估，归类到风险程度合适的类别，再进行审查，大大缩减了创新型产品的审批时间。

2018 年 5 月 24 日，美国食品药品监督管理局批准了 Imagen 公司一款名为 OsteoDetect 的计算机辅助检测和诊断软件应用程序。该系统使用人工智能来帮助医生以比传统诊断技术更快的速度确定腕骨骨折，是美国食品药品监督管理局批准的第三款医学人工智能系统。Imagen 的 OsteoDetect 除了根据患者手部的 X 线判断患者是否有手腕骨折，还可以标记出骨折的位置供医生参考。为了获得美国食品药品监督管理局的批准，Imagen 提交了一个包含 1 000 张 X 线照片和 3 名注册手部骨科手术医生对这 1 000 张样本所作判断的对比测试研究，以及一份使用该软件的 24 个医疗机构对 200 个患者的诊断表现研究。两个研究的结果表明，在使用了该款软件之后，医疗人员判断手腕骨折的准确率、特异性、敏感性等多个指标跟他们没有使用该软件时相比都有所提高。由此可以看出美国食品药品监督管理局的标准是：

1. 如果市面上已有同类产品，则与市面上的同类产品对比，如果证明新产品的性能与市面上的同类产品性能同等甚至更好，则批准入市。

2. 如果市面上并无同类产品，则生产厂商需提供临床研究报告，证实新产品可以提高医生的工作效果。

2017 年 10 月，为了切合目前数字医疗高速的发展，加快新数字医疗技术的审批程序，FDA 组建了中央数字医疗小组（Central Digital Health Unit）。该小组将重新审视 FDA 对数字医疗的处理方法，致力于让新方案和新产品更容易和快速地进入市场。他们关注的问题是，如何让监管更吻合数字医疗激进的开发时间表及如何防止国家监管对数字医疗产品创新产生阻碍。他们的其中一个想法是参照机场快速安检的模式，对信用度较高的企业采取较宽松的审查，而对信用度较低的企业采取较严格的审查。面对数字医疗的快速崛起，FDA 已经逐步放宽了监管，现在已经免除通用型健康管理应用和设备的审核。

第四节　数据隐私

医学人工智能的训练数据是从患者身上取得的，这必然会涉及患者的隐私。在美国，医疗信息的采集受《健康保险流通与责任法案》（HIPAA）和《经济与临床健康信息技术法案》（HITECH）两部法案的监管。在欧盟，个人信息受《一般数据保护条例》保护。在我国，个人医疗信息主要受《人口健康信息管理办法（试行）》的监管。随着医学人工智能的不断发展，个人医疗数据的所属权问题及隐私保护必将受到越来越多的关注。

第五节 医学人工智能常用的指标

在训练和测试医学人工智能的时候，我们需要一些指标来评价人工智能的性能。下面列举一些常用的评价人工智能系统性能的基本指标。

准确率（accuracy）：所有样本中被正确分类的比例。

精确率（precision）：所有预测为阳性的样本中，真阳性的比例。

召回率（recall）：所有真实为阳性的样本中，检测出为阳性的比例。

F 值（F-score）：很多时候，我们并不单单只追求更高的精确率或者更高的召回率，而是希望同时追求更高的精确率和召回率。F 值是一种综合指标，可以同时考虑精确率和召回率。F 值的公式为：

$$F = \frac{2 * Precision * Recall}{Precision + Recall}$$

为了更好地解释这些概念，我们举下面的例子：假设我们有 100 位患者，其中患病的 30 人，没有患病的 70 人。假设我们的人工智能系统从阳性患者中检查出 27 人患病，我们称之为真阳性（true positives），而没患病的阴性正常人中，我们正确诊断出其中 65 人。这些我们称之为真阴性（true negatives）。此外阳性患者中 3 名没被诊断出患病的我们称之为假阴性（false negatives），阴性正常人中 5 名被误诊的我们称之为假阳性（false positives）。有了这些基本定义后，我们再来看以上的各种指标应该如何计算。

准确率（accuracy）：系统判断正确的样本数为真阳性加上真阴性 27+65=92，总样本数为 100，所以我们人工智能系统的准确率为 92/100=92%。

精确率（precision）：真阳性样本数为 27，假阳性样本数为 5，因此精确率为 27/（27+5）=84.375%。

召回率（recall）：真阳性样本数为 27，假阴性样本为 3，因此召回率为 27/（27+3）=90%。

F 值（F-score）：2×0.843 75×0.9/（0.843 75+0.9）=87.1%。

第六节 对医学人工智能标准制定与法律监管的思考

医学人工智能是目前最前沿的学科，并不兼容我们已有的道德和伦理框架，各种标准与法律仍处于空白地带，有待社会各界共同探索。在这一节，我们将讨论医学人工智能标准制定和法律监管中最有争议性的议题。

一、是否允许算法黑箱在医疗环境中应用

大多数人工智能模型仅有数学模型推导，并没有明确理论解释模型的决策过程，因此也被称作算法黑箱。而这种无法对决策过程进行解释的缺点很难被医疗系统和大众接受。

对于允许这种具有不可解释性的人工智能产品在市面上应用，目前社会上有两种主流意见。第一种是要求人工智能开发者提供人工智能模型抉择过程的解释。这将大大增加人工智能产品落地的难度。人工智能模型的复杂度日益提高，较为复杂的模型可以有上亿个参数。即使运用深度神经网络可视化工具，也很难深究深度神经网络中每一个参数和每一个激活的意义。而且这也会影响最终产品的准确率。开发者为了可解释性要进行一些不必

要的妥协，例如运用一些准确率相对低的可解释性模型，避免使用一些过于复杂的模型或避免使用一些最前沿但还欠缺可解释性的模型等。

第二种意见是参考人类资格评定模式，如律师资格考试，医生资格考试，驾驶执照考试等。在对人类进行这类资格评定的时候，一般只要被测试者身体素质，精神状况合格，可以理解并解答出测试内容就算该被测试者具备该种能力，可以进行相关的工作，并不要求对被测试者大脑每个神经元的激活方式进行测试，或解释他大脑的工作模式。对于人工智能我们也无需区别对待，只要人工智能通过了相应的测试，我们也可以认为该人工智能具备了该种能力，可以从事相关的工作。针对人工智能的特殊性，我们可以设定新的测试项目。例如参考人类的身体检查对人工智能系统的硬件系统进行稳定性测试，保证人工智能系统的硬件系统不会在提供服务时出错。还可以为人工智能独有的问题，如可能由训练数据引入的偏见（例如性别或人种歧视等）设计专门的测试。

二、医学人工智能准确率多高才足够

医学人工智能在多个项目的准确率已经和人类医生持平甚至超越人类医生。但即使如此，要求医学人工智能达到百分之百的准确率并不现实。那么医学人工智能的准确率到底达到多少才算及格，可以批准上市呢？对于这个问题，我们不妨分两种情况考虑。第一种情况是当医学人工智能作为独立诊断系统时，即不需人为干预作出独立诊断，它需要达到并超过该诊断项目目前医生的最高水平。第二种情况是当医学人工智能作为医生的辅助工具，帮助人类医生作出最终判断时，它应当被证明可以在该诊断项目显著提高医生的确诊率。

三、医学人工智能误诊的责任归属

这个世界不存在完美的系统，医学人工智能产品出现误诊是不可避免的。当医学人工智能产品出现误诊时，我们该如何追究该产品的责任呢？医学人工智能属于医疗产品，出现误诊属于一种产品缺陷，可以适用于《产品质量法》。如果该缺陷是人为产生，则可以追究开发人员或开发机构的责任。但如果证明在目前科技水平下，这种缺陷是不可避免的，则应该免除开发机构的责任。

正如人类医生无法百分百确诊，患者也应该接受医学人工智能无法做到百分百确诊的事实。我们可以考虑在患者接受医学人工智能诊断前，对患者进行教育，让其了解和接受医学人工智能诊断的风险。患者在了解了相关风险后签署协议，接受医学人工智能系统可能出现误诊的情况，并放弃追究法律责任。

四、数据的归属权问题

医学人工智能的训练数据是从患者身上取得，这些数据是归患者所有，医院所有，还是归开发团队所有？这些数据可以怎么使用，利用这些数据生成的产品的知识产权的归属等，随着医学人工智能的不断发展，这些都是迫切需要我们探讨的问题。

（郭　翀　赵兰琴）

参　考　文　献

[1]　FDA. FDA permits marketing of artificial intelligence algorithm for aiding providers in detecting wrist

fractures.（2018-05-24）［2019-09-04］https://www.fda.gov/newsevents/newsroom/pressannouncements/ucm608833.htm.

[2] Evan Sweeney. FDA's Bakul Patel envisions a new regulatory approach to digital health. FierceHealthcare.（2017，May 22）［2019-09-04］https://www.fiercehealthcare.com/regulatory/fda-s-bakul-patel-envisions-a-new-regulatory-approach-to-digital-health.

附　智能的起源和发展

一、智能的起源：碳氧化合物和硅氧化合物

（一）智能的概念

智能，是知识和智力的总和，前者是智能的基础，后者是指获取知识和运用知识求解的能力。大多数行为学家和生理学家认为，个体智能的基本表现形式主要有两种：对环境改变的心理适应和行为适应，存在于大多数生物中；对自然和社会环境中出现的问题进行处理和解决，这超越了动物的基本能力范围，是智能的高等表现形式，主要在人类智能（human intelligence，HI）中得以体现。智能的高等表现形式主要包括学习记忆、抽象思维、创造革新，这三个方面的能力使得人类智能和其他动物智能得以区分，也是我们在本文中主要讨论的智能形式。

智能是流动的，是可以被传授和获得的。知识的分享，教育的开展，繁殖的传统，让智能得以在个体之间流动，代代相传；而个人的技能训练，持续思考，创造革新，让个体的智能不断发展，生生不息。千百年来，人类智能的河流从未停止奔腾，人类智能蓬勃发展。与此同时，智能在不断被制造，新的智能不断产生。人类通过不断思考、探索、创新，制造了用于自身知识和水平的提高的智能，以满足自我发展的需要。然而，人类智能的不断发展使其不再满足于智能制造的初级形式，希望创造出一种能独立于人类个体之外的存在——一种更高等的智能形式，人工智能（artificial intelligence，AI）应运而生。人工智能作为智能制造的最高表现形式，是对人的意识、思维信息过程的模拟，而且其并不属于人类智能，独立于人体之外而存在。人工智能自诞生后迅猛发展，规模与智能水平逐渐与人类智能并驾齐驱，近来更有超越人类智能的趋势。

当下，人类智能和人工智能作为高等智能的两大表现形式，分别以大脑和计算机作为载体，从组成成分来看，即是以碳氧化物和硅氧化物作为基本的载体，其起点和进化的发生发展是我们今天主要讨论的内容。

（二）智能的起点

智能的起点，即是智能开始的地方，包括智能载体的构建和保证载体正常工作两方面的要素，是智能的产生和发挥作用的物质基础。

1. 人类智能的起点

大脑是人类智能的载体；而碳氧化物作为载体的基本构成物质，是人类智能的起点。既往的很多研究表明，智能水平和大脑特性相关。人类智能依赖大脑惊人的复杂性和优越的信息处理能力而存在：一千多亿个神经细胞，几百万亿个神经突触构成的神经网络在毫秒之中传递了大量的信息；在我们的一生中，大脑信息储存可达到十亿比特，相当于五万个

美国国会图书馆那么大。而碳氧化物作为控制大脑生长发育的物质载体，维持大脑新陈代谢的能量基础，对于智能的发生、正常运作有着决定性的作用。

（1）基因水平：既往有研究表明，遗传易感性可以导致不同个体间智能水平的差异，影响个体在绘画、写作、运动、设计等九个方面所表现出来的智能水平。遗传易感性导致智能差异的本质是基因水平的改变导致智能起点变化，即以脱氧核糖核酸为代表的碳氧化物从根源上对智能进行了调控。

对大脑形成相关基因的研究表明，与大脑表达相关的印迹基因通过影响神经细胞的发育从而调节了大脑发育，对于大脑正常体积和结构的形成有着特定的意义。印迹基因的表达具有时间特异性和空间特异性，可以影响大脑在不同发展阶段不同方面的发育。胚胎早期是神经系统发育的关键阶段，此时期印迹基因的复制与表达极其活跃，这对促进神经系统的发生发展具有重要作用。并且，印迹基因的表达并不局限于胎儿期，可以一直持续到出生后，并保持低水平表达，直到个体的成人阶段，可以猜测，印迹基因表达不仅参与了大脑初期发育，对大脑成熟阶段所对应的个体智能的显著提升也有重要意义。

（2）细胞水平：上文提到，基因水平碳氧化物的正常复制和表达，奠定了智能正常发育的物质基础；而其带来的正面效应：细胞水平的碳氧化物正常产生和工作，是大脑正常结构和功能形成的必要前提。

在胚胎形成和发展的初期，胚胎中心腔内形成了极化细胞构成的单细胞层，该细胞层向神经管外表面逐渐蔓延，形成了最初的神经上皮层。在此基础上，神经祖细胞不断分裂和分化，神经祖细胞数目持续增加，具有正常功能的神经细胞不断形成。分裂主要发生在中心腔内，或者在靠近中心腔的脑室表面，通过动力间胞核移行（interkinetic nuclear migration，INM）而发生。在胚胎发育的后期，神经上皮层的祖细胞分化产生的放射状胶质细胞进一步分化成神经干细胞，标志着中枢神经系统（central nervous system，CNS）的起始。在早期CNS中，神经干细胞在大部分区域均匀分布，周期性分裂，满足自我更新的需要；在小部分区域聚集，以形成神经元。在大脑发育过程中，神经干细胞分化产生了CNS内所有的神经元，其精确的调控机制确保了神经细胞产生的时间准确性和空间特异性。神经干细胞分化为神经细胞是一个细胞极度变形的过程，神经细胞长出一系列小突触为树突，其他较长的突触为轴索，轴索顶端形成的突触为轴突，连接于另一个神经细胞的树突。千亿个神经细胞组成了无数个类似的神经环路，形成了成熟的大脑结构。

（3）能量水平：神经细胞的发生与形成依赖于碳氧化物形成的结构基础，除此之外，其生理功能的执行也离不开碳氧化物。任何时候，神经元发挥作用都需要碳氧化物的能量供给。在大多数情况下，大脑仅依赖于葡萄糖提供能量；只有在长期能量缺乏的情况下，酮类才作为一种暂时的供能物质来填补葡萄糖的空缺。每个成年人每100g大脑组织每天消耗大约100g的葡萄糖，总的来说，大脑的能量需求占了个体总能量需求的20%～23%。在新生儿时期，这一比例更是高达74%。这一高比例特性充分说明了碳氧化物的能量供给对于大脑智能的初期发展、正常运作具有重要作用，是智能活动正常开展的能量保障。

除此之外，一些"大脑必需营养素"，包括必需氨基酸、脂肪酸等在内的碳氧化物，对于理想的大脑发育，促进大脑进化也有重要意义。

2．人工智能的起点

计算机是人工智能的载体，而硅氧化物作为计算机的基本构成单位，是人工智能的起点。相比于人类智能的起点，人工智能的起点则简单得多。计算机上搭载了可以成功运行的算法即可构成最基本的人工智能。人工智能自19世纪50年代诞生以来，飞速发展，不断革新的技术和广泛普及的计算机资源是人工智能发展的重要动力。

美国数学家，电子数字计算机的先驱，J.Presper Eckert 和 John Mauchly 于1946年研制成功了世界上第一台通用电子数字计算机（electronic numerical integrator and computer，ENIAC），为人工智能的诞生奠定了设备基础。而后，英国数学家，Alan Mathison Turing，根据之前的研究与发现，1950年在其著作《计算机器与智能》中首次提出"机器也能思维"，为后来人工智能的诞生奠定了概念基础，也因此被誉为"人工智能之父"。最终，于1956年的夏季，达特茅斯会议上，John McCarthy 和众多学者首次使用了"人工智能"这一术语，这也是人类历史上第一次人工智能研讨会，标志着人工智能学科的诞生。

人工智能以计算机科学为根源，是计算机科学的一个分支，其目标是不断研发生产一种新的能以与人类智能相似的方式作出反应的智能机器，来满足人类需要的一方面，该领域的研究包括语言识别、图像识别、自然语言处理和专家系统等。中央处理器（center processing unit，CPU）作为计算机的运算核心和控制核心，决定了计算机的性能，其功能主要是解释计算机指令以及处理相关数据，是计算机中执行智能功能的中心，相当于人体的大脑的神经上皮。CPU主要由众多晶体管构成，晶体管宛如构成神经上皮的神经元，排列有序，相互连接。而硅氧化物是晶体管的基本制造原料，所以我们认为，硅氧化物搭载了人工智能执行功能的平台，塑造了人工智能的设备基础，是人工智能的起点。

3．智能发生的相似与差异

人类智能和人工智能作为两种独立存在的智能形式，其发生和正常运作的过程存在众多的相似性，这些相似性可以被认为是智能的特性；同时，由于被创造的过程和目的明显不同，两者也存在着很多差异。

（1）相似性

1）起源于环境：智能最初都是由外界环境制造的，并不会凭空产生。最初的人和人类智能起源于自然环境的机缘巧合，而人工智能起源于人类环境的需要。

2）需要载体：智能无法离开载体而存在。人类智能的载体是大脑，其核心是大脑皮质，由碳氧化物组成；人工智能的载体是计算机，其核心是CPU，由硅氧化物组成。

3）流动性：人类智能可以在个体之间流动，人工智能可以在计算机之间流动。并且，人类和计算机之间可以相互学习，促使智能的相互流通。

4）潜力无限性：人类的智能潜力是无限的，从而赋予了人工智能的无限可能。

5）能源依赖性：两种智能形式的载体均需要能量支持才可以正常运作，大脑需要葡萄糖供能，而计算机需要电能。

（2）差异性

1）形成目的：自然环境创造人类智能是偶然造成的；而人类制造人工智能具有目的性，是为了满足人类的需要。

2）意识性：人类智能的学习和提高拥有自主选择性；人工智能需要按照人类的要求去学习和训练。

3）专业性：人类智能涵盖的范围广，所能解决的问题范围涉及生活的方方面面；人工智能的技能单一,但其专业水平可非常高,可在特定方面超越人类智能。

(三)智能的进化

人类智能的载体是大脑,自猿人以来,人的大脑不断进化,智能水平不断提高;同样,计算机设备的不断更新,导致人工智能的快速发展。在此,我们把智能载体的进步导致智能水平提高的过程,定义为智能的进化。

1.人类智能的进化

智能发生的前提是前脑一系列结构:皮质、基底节、基底前脑、背侧丘脑的相互作用,其中,大脑皮质起到了决定性的作用。因此,在大脑中,拥有个体智能和思想载体的功能的主要部位在大脑皮质。在人类漫长的进化史中,随着大脑体积的增大,大脑皮质面积急剧增加,然而大脑皮质的厚度几乎没有改变。这样的脑部神经发展结构致使大脑有更好的认知能力,利于语言学习和交流水平的提高。

这种全球性的人类智能的定向发展是由基因进化,表观遗传性,环境因素共同导致的。有人以连续论(continuity theory)的概念来定义这种发展。在人类中这种普遍而又保守的进化趋势,保证了智能的神经基础和认知水平以小幅度提升为持续状态的稳健发展,在漫长的生物进化中积累了巨大的进步。

(1)自然选择:人类进化起源于森林古猿,从灵长类经过漫长的进化过程一步一步发展而来,经历了猿人类、原始人类、智人类、现代类四个阶段。最早的猿人类约出现在1 200万年前,被称为"正在形成中的人"。从人类的"正在形成"到"完全形成",最终走向人类社会的繁荣,不同阶段的人类都有着巨大的进步:猿人类开始直立行走,原始人类学会制造工具和使用语言,智人开始了人工取火和形成了母系社会,现代人带来了艺术的繁荣和智能的蓬勃发展。这些进步的发生是人类为了适应环境,在适者生存的自然选择下逐步作出的改变。

有研究表明,现代成人的大脑重约1 350g,是猿人类大脑重量的3倍。大脑的进化需要克服能量限制和营养限制才能形成质量和体积的巨大飞跃,在此过程中,环境的舒适和营养供给的充足不仅为大脑的进化提供充足的源动力,而且还对进化的方向进行选择,在大脑进化中持续发挥了关键性的作用。

(2)基因进化:自然选择是对表型的选择,表型是基因与环境共同作用的结果。所以,基因进化的实质是自然选择对基因的不定向突变进行了定向选择。基因表达的水平、时间、位置的变化,导致了蛋白质的定量改变,可以引起适应性功能的产生和新形式的进化。而基因和蛋白质的定性改变,可以导致大脑结构、发育时间、神经生理发生改变。这种定性改变主要有两种表现形式,第一种,为基因改变导致的蛋白质变化:新的基因序列产生并表达,导致转录和翻译后构成蛋白质的氨基酸发生变化,蛋白质的结构域发生变化,最终使蛋白质的性质和功能发生改变;第二种,是基因表达改变引起的蛋白质变化:在基因表达中,转录和翻译过程发生改变,导致信使核糖核酸(messenger ribonucleic acid,mRNA)改变,从而产生了新的蛋白质,整个过程中并不发生基因的改变,原有蛋白质仍可表达,最终结果是原有蛋白质表达的数目减少和新种类蛋白质的表达增加,即该种定性改变最终造成蛋白质的种类更加丰富。

自然选择导致了变异的定向积累,最终可诱导人类基因和表型发生突破性的进展,从而,人类智能可以在一次次的基因进化中不断发展,经历漫长岁月,累积成了巨大的进步。

2. 人工智能的进化

相比于人类智能发展的 1 200 万年历史，人工智能的 60 年发展则短暂且简单得多。人工智能通过不断满足人类的需求而发展，其发展主要经历了三个阶段：推理期、知识工程期、机器学习期。第一阶段起于 20 世纪 50 年代中期，计算机研究者试图把数学家优秀的逻辑推理能力赋予计算机系统，以使计算机能通过推理解决逻辑难题。计算机的推理能力不断发展，到 20 世纪 60 年代末就已经达到了人类的巅峰水平。而后，人们希望计算机解决的问题不仅局限于推理难题，而是可以处理不同方面的问题。于是人们把不同方面的专业知识总结后输入到计算机系统内，产生了专家系统，帮助解决了各种实际问题。但是，知识总结的不便性和局限性，成为了人工智能帮助人们解决更多问题的障碍。因此，人们试图让机器模仿人类大脑的学习方式来解决这一问题。从 20 世纪 90 年代开始，人工智能便进入机器学习阶段。机器学习是机器学会利用经验来改善自身系统，即学习知识后总结并能应用到之后的问题处理中。前两个阶段都是对人类智能部分功能的模拟，最后一个阶段达到了对人类大脑功能极大程度的拟合。

除了人类对计算机功能的需求增多对人工智能发展的促进作用外，计算机科学、机器人技术的迅速发展，也快速提升了计算机处理问题的能力，促进了更优越的人工智能的产生。人工智能在短期内的巨大突破，体现了其无限的潜力。它完全有可能经历趋近于人类智能，与人类智能相当的阶段后，达到超越人类智能的巅峰。

3. 智能进化的相似与差异

智能的进化建立在智能起点的基础上，人类智能与人工智能发展的相似性与差异性和智能起点的相似性与差异性相互呼应。

（1）相似性

1）适应性：两种智能形式的进化都是为了适应创造者的需要：人类智能的进化是为了适应环境的需要，人工智能的进化是为了适应人类的需要。

2）发展局限性：两种智能形式不断发展，但即使达到了理想高度，也无法完全满足人类无止境的需求。

（2）差异性

1）进化速度差异：两种智能形式的进化速度有较大差异。人类智能的进化是缓慢的，因为其载体大脑发展缓慢，这是由环境选择和基因变异的累积速度决定的；人工智能的进化是快速的，因为其载体计算机发展快速，这是由人类需要的增长和科技发展的速度决定的。

2）阶段性：人类智能和人工智能所处的发展阶段不同。人类智能的发展水平已基本满足适应环境的需要，处于智能发展的终末阶段；人工智能的发展水平远远未满足人类需求，处于智能发展的快速增长期。

（四）人类智能和人工智能的统一

计算机科学发展所显示出来的巨大潜力，促使研究人员对计算机模拟大脑执行复杂行为抱有期待。因此，人工智能发展中形成了一个分支，以开发可以模拟神经系统执行功能的算法为目标。1943 年，美国心理学家 W. S. McCulloch 和数理逻辑学家 W. Pitts 建立了第一个神经网络和数学模型，称为 MP 模型。他们通过 MP 模型提出了神经元的形式化数学描述和网络结构方法，证明了单个神经元能执行逻辑功能，从而开创了人工神经网络研究的时代（附图1）。

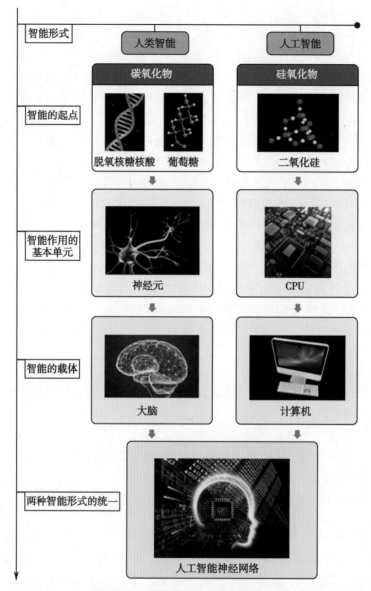

附图1 人类智能和人工智能的统一

人工神经网络的构成与神经细胞构成大脑皮质结构类似,是由大量的、简单的处理单元广泛互相连接而形成的复杂网络系统,反映了人脑功能的许多基本特征。人工神经网络是一个高度复杂的非线性动力学习系统,具有大规模并行、分布式存贮和处理、自适应、自学等能力,特别适合处理需要同时考虑许多因素和条件,不精确和模糊的信息处理问题。其对人脑工作模式的高度模拟,使其解决问题的种类增加,解决问题的能力大幅提升。

人工神经网络是人类智能和人工智能最高形式的统一。人类智能创造了人工智能,以满足自身的需求;而人工智能却模拟了人类智能,以满足自身进化的需求。在此模式下,人工智能在弥补人类智能局限性的同时,保持了人类智能原本的行为模式和智能水平,可以满足人类大部分的需求,达到人工智能发展的新高度。

（五）未来高等智能形式发展的展望

人类智能依赖于大脑惊人的复杂结构和优越的信息处理能力而存在：一千多亿个神经细胞，几百万亿个神经突触构成的神经网络在毫秒之内就可以传递大量信息。然而即使拥有如此优越的大脑和信息处理能力，人类也难以做到同时完成两个任务。从某种程度上，我们可以认为，所有的信息处理程序都是有一定能力范围的。所以，即使大脑拥有着信息处理和智能发展的无限可能，仍然存在着明显的能力限制，学习和解决任务的专一性限制了人类智能向更大的领域发展。人类智能发现了自己的局限，从而创造了人工智能，试图让人工智能代替自己学习和解决问题，从而弥补自身能力的不足。

人工智能的快速发展和杰出表现并没有让人们失望，但是在和人类智能的功能模式越来越像，逐渐符合人类理想标准的同时，其意识性和个体性也逐渐产生，这是人工智能继续发展和进化难以避免的问题。发展到目前阶段，人工智能的意识性和个体性还在人类所能估计到的范围，而在不久的将来，则可能会产生的很多凭借现有的法律和制度难以解决的问题。但我们并没有因此打住人工智能的发展的热潮，而是在一片争议中继续推进人工智能的发展。

毫无疑问，人们会持续探索人工智能，直至其发展成熟。那时，人们会产生新的需求，继续发掘新的智能形式；或者在那之前，人工智能就已经超越了人类智能，像人类一样制造了新的高级智能。不管是以何种方式产生了新的智能，都会经历与人类智能和人工智能相似的发生发展进化的过程。然而，新的智能形式在经历发生，进化，繁荣后，也终被更高级的智能形式而取代，逐渐走向衰竭。

（项毅帆　林卓玲）

参 考 文 献

[1] Vinkhuyzen A A, Sluis S V D, Posthuma D, et al. The heritability of aptitude and exceptional talent across different domains in adolescents and young adults. Behav Genet, 2009, 39（4）, 380-392.

[2] Banda E, Mckinsey A, Germain N, et al. Cell polarity and neurogenesis in embryonic stem cell-derived neural rosettes. Stem Cells Dev, 2015, 24（8）: 1022-1033.

[3] Petkov C I, Jarvis E D. Birds, primates, and spoken language origins: behavioral phenotypes and neurobiological substrates. Front Evol Neurosci 2012, 4: 12.

[4] Allen J S, Damasio H, Grabowski T J. Normal neuroanatomical variation in the human brain: an MRI-volumetric study. Am J Phys Anthropol, 2002, 118（4）: 341-358.

[5] Wilson M D, Odom D T. Evolution of transcriptional control in mammals. Curr Opin Genet Dev, 2009, 19（6）: 579-585.

二、智能的发展：视觉和大脑 V.S. 算法和 CPU

（一）智能发展模式的介绍

一个国家通过一系列行动来实现其战略目标的综合能力称为综合国力（national power），是衡量一个国家基本国情和基本资源的最重要指标，涵盖了一个国家的文化、教育、技术等各方面的实力水平。在此，我们把国家在一系列行动中所表现出来的智能水平，定义为国家智能（national intelligence，NI）。国家智能不仅局限于人类智能（human intelligence，HI），人工智能（artificial intelligence，AI）作为科技智能的重要代表，也是国家智能的重要组成部分。

人类智能是对人力资源质量的衡量指标，普遍的个体智能（individual intelligence，II）水平提高，可以综合表现为国家水平人类智能的提升，代表着国家人力资源水平的改善；而以人工智能为中坚力量的计算机技术不断促进人类从工业社会向信息社会蜕变，人工智能水平常常代表了信息社会中科技智能应用达到的最高水平。因此，以人类智能和人工智能为主体的国家智能水平提高，意味着人力资源和科技水平的进步，标志着综合国力的增强。虽然两种智能形式独立存在，但其发展过程相互影响，下面，我们对两种智能形式的发展过程分别进行介绍，并通过两者之间的对比和相互作用，进一步探究智能发展的规律和实质。

（二）人类智能的发展

个体的思想所具有的能力被称为个体智能。不同个体之间的智能具有明显差异，体现在个体理解、学习、适应环境所表现出来的能力和方式不同，赋予每个人独特的标签；同一个体在不同情况下的智能也存在差别，受环境因素和个人状态的影响而表现不同；个体智能所表现的多面性和不定性，提示了其具有极大可塑性和巨大的发展潜力。

人类智能是与生俱来的。在个体发育的最早期——胎儿期，遗传物质决定了智能的物质基础和个体智能的基本水平，随着年龄的增大，神经系统的可塑性逐渐减弱，因此，在出生后到成年前这一段时间便成为提高智能水平的关键时期。其中，在幼年时期，智能的发展与变化最为明显。

幼年时期大脑正常发育是个体成年时拥有理想大脑功能的先决条件，在此过程中，大脑皮质结构、信息传递功能随着年龄不断提升，这种生理水平上的发展性改变对于人类智能维持基线水平的发展具有重要作用，而周围环境对于大脑的这种改变也具有重要作用。周围环境不断改变的同时，通过在感知结构获取外界信息的过程与机体改变以适应环境的过程不断平衡中，个体智能逐渐发展。其中感知结构获取外界信息作为智能运作的生理基础，在此基础上，个体的改变与适应为智能的表现形式，两个环节相互影响与相互作用，构成个体内对外界环境发生反应的智能中枢。环境对个体智能发展的巨大影响，建立在个体生理和感知正常发展的基础之上。

1. 感知结构的先决意义

环境对智能的影响，主要通过两种途径：直接作用于神经系统，以信号传递的方式作用于神经传导环路。第一种方式简单直接，主要通过神经营养、毒物和机械损伤等途径得以实现；第二种途径较为复杂，以环境中的信息作为影响因素，通过各种感知器官得以实现。第二种途径作为神经可塑性的表现形式，是我们今天讨论的主要内容。

早期心理学家 Galton、Cattell 和 Spearman 曾表示，智能和感知通过神经系统的信息处理过程而密切联系。很多通过检测个体对信息处理并作出反应的速度和能力来评价智能水平研究的开展，体现了感知水平和智能水平之间的密切关系：个体感知信息、处理信息的能力越强，反应越快，个体智能水平往往越高。而在此水平上，视觉感知水平反映了智能水平：通过视觉感知的准确度和反应时间来判定个体智能水平研究的兴起，突出了视觉作为一个感知器官，在感知信息输入中的重要地位，其对智能发展可以产生巨大影响。

视觉在感知中占主体地位，其对外界信息的大量输入，对个体充分了解环境意义重大。相比于听觉、嗅觉、味觉，视觉信息输入有着高效、便捷、自主、持续这三个主要特点，能在短时间对外界信息大量捕捉，并且能根据个体需要选择目标，转移目标，长期持续输入大量的信息。只要人睁眼，视觉信息输入的过程就不曾停止。视觉信息输入优越性决定了大部分外界信息通过此感知途径作用于个体的智能发展，众多建立在感知基础上的智能发展模式均离不开视觉信息输入。

2. 教育过程的促进作用

在正常感知功能的基础上，外界信息对于智能发展的促进作用得以发生。在不同外界条件下，外界信息造成的效应不同。我们根据发生的环境和信息输入的方式不同，将外界条件主要分为家庭教育、学校教育、自我教育三个部分。

（1）家庭教育：家庭教育自出生开始就影响着孩子，父母是家庭教育信息的主要输送人员，对孩子的智能发展起到潜移默化的教育作用。家庭环境对于智能发展的影响常常难以与遗传因素的作用区分，但是不同社会阶层之间的智能水平差异可以一定程度上反映家庭环境对孩子智能发展的影响，对于拥有相同遗传物质和不同生长环境的双胞胎进行研究，更加充分地说明了家庭的阶级水平对幼儿智能发育的影响。美国的一项研究结果表明，在高学历父母的家庭中，3岁孩子可有3万的词汇量；在工人阶级家庭，3岁孩子的词汇量达2万。3岁之前，孩子的学习和知识积累很大一部分来源于家庭，而知识贮备与个人感知接受到的外界信息量密切相关，因此我们推测，家庭阶级对于智能水平的巨大影响可能与不同家庭环境下有效的外界信息输入量存在较大差距相关。在此，我们并不强调家庭阶级是孩子智能发展的影响因素，而是希望大家意识到，通过家长增加对孩子教育的重视，提高对孩子婴幼儿时期信息输入的数量和质量，这种阶级间的智能发展差异是可以弱化的。家长意识到这种差异性，并且在儿童智能发育早期作出改变，在智能可塑性最高的阶段促进其发展，对于最终达到个体智能发展的理想水平具有至关重要的意义。

（2）学校教育：学校教育对于个体智能发展的巨大影响是显而易见的。学校教育，是一种适合大多数孩子智能发展规律的信息输入过程。通过科学的教育方法，给予不同智能发展阶段的个体恰当、规律、全方面的信息输入。这些信息丰富个人见识，解决日常生活问题，更重要的是锻炼了个体的感知功能，训练了大脑的信息处理并作出反应的能力，在此过程中不断提高了个体的智能水平。既往研究表明，中途休学学生的智能水平明显低于平均水平；更早进入学校学习的学生比其他同龄孩子拥有更高的智能水平。并且，学校教育带来的智能发展是稳固的，个人的教育经历，在学校生活结束多年之后，依旧持续影响着个人的学术成就和生活品质。因此，学校教育作为个体智能发展的关键因素，从很大程度上影响了人类智能的平均水平。

（3）自我教育：自我教育是一种个体为了满足自身需要，自主进行的对自身的信息输入过程。准确来说，自我教育不仅建立在感知基础上，还建立在既往感知所储存的信息基础上，是一种更高水平的智能发展。自我教育的主要表现形式为总结和创作，利用家庭教育和学校教育所获得的信息输入，通过个人智能制造出不一样的信息，这种信息不仅可以内化为自身的智能，也可以传递给他人。优秀的自我教育创造出对自身，对外界而言均有价值的信息，是个人智能水平提高从而促进人类智能发展的重要表现形式。但是，优秀的自我教育不仅需要来自于家庭教育和学校教育的大量积累，更需要不断地自我教育所引起的自身智能的沉淀，是一个长期积累的过程。自我教育作为个体智能发展的最高模式，决定了个体所能达到的最高智能水平。

（三）人工智能的发展

人工智能是对人的意识、思维信息过程的模拟。在计算机上搭载算法后即可构成的最基本的人工智能，人工智能的早期，算法的发展水平基本代表了人工智能的发展水平。如今，人工智能发展进入了机器学习阶段，算法的发展水平和机器学习的能力同时决定了人工智能的发展水平，其中算法决定了人工智能基本学习模态，而在算法上搭载的机器学习方法决定了学习的效率，两者的不断提高，对于人工智能水平的提升具有促进作用。

1. 算法的革新

算法的概念最初由 Freund 和 Schapire 提出，此后一直处于高速发展状态。算法涵盖了数据挖掘、聚类分析、机器学习等多个方面，人们对各个方面的研究持续深入并不断改良技术，促进算法技术不断革新，从而使人工智能经过短短十几年的发展，被应用到科学工程的每一个领域。根据算法信息处理的逻辑特点或应用范围，人们对算法进行命名：蚁群算法、蝙蝠算法、布谷鸟搜索算法、粒子群算法、遗传算法，模拟退火法，人工神经网络等。不同算法有着不同的特点，对信息的处理方式不同，因此应用的情境存在差异。其中，相比于传统渐进算法：基因算法和模拟退火法，布谷鸟搜索算法和粒子群算法可以持续高效解决复杂的问题，是算法革新上的巨大突破。此后出现的大部分算法均建立在布谷鸟搜索算法和粒子群算法的基础上，并通过对人类神经系统的信息处理逻辑尽可能地模仿而不断创新与发展。如今，元启发式算法的产生满足了人工智能应用范围不断扩张的技术需要，其将两种或者更多种的算法组合应用增强了算法的数据处理能力，扩大了适用范围，满足了人类大部分的应用需求。虽然算法高速发展了这么多年，但是算法的理论基础和实际应用仍存在差距。很多算法在训练时虽然结果可以达到理想标准，但其在实际应用中效果远不能满足人类需求，更多更有效的算法需要被开发。

2. 机器学习的进步

机器学习聚焦于算法进行数据学习的过程，是人工智能学科中一门重要的分支学科。在很多科学模型中，数据的输入和输出存在对应关系，通过计算可以得到相应的数学模型确定对应模式，之后利用模型计算便可判断输出。但是，现实环境中的很多现象过于复杂，无法直接得到相应的数学模型，机器学习应运而生。机器学习是数据分析技术和算法技术的完美融合。算法在机器学习过程中不断重复学习大量数据，来获得信息输入和输出可能存在的对应关系，增强了算法的功能，扩大了人工智能的应用范围，使人工智能的信息处理过程向人类智能更近一步。机器学习的方法主要分为监督式学习和无监督学习两种模式，其方法与效果有较大差异。

监督式学习是对输出已知的数据进行学习。人们把一系列已将输入与输出进行了配对的数据输入算法，在算法观察计算了部分输入和输出数据之间的规律后，开始自行预测不同输入的可能输出结果，并把预期结果与实际结果相比较，在一次次的验证过程中获得经验，最终建立可以根据不同输入数据，准确预测输出结果的算法模型。弱监督学习是对输出未知的数据进行学习。在某些问题上，人类不知道输出或者不愿意花时间去建立输入与输出的配对关系，只对算法灌输大量的输入数据，希望算法能在这些数据之间找出一些差异，进行分类，产生相应的输出。在机器学习的不断发展中，人们发现把监督式学习和无监督学习结合运用时算法的学习效果最好，无监督式学习帮助算法强化输入间的差异，监督式学习则进一步强化输入和输出间的关系。经历过两种学习模式后，算法输出结果的正确率明显提高，在实际应用中更能满足人类需求。

（四）人类智能和人工智能发展的异同

相比于人类智能在与周围环境相互作用中伴随着漫长的个体智能发展历程，人工智能与周围环境的相互作用则由于人为调控的作用存在而直接简单得多。因为人工智能发展的初衷立足于对人类智能的模仿，所以两者的发展过程存在众多相似性；但这两种智能形式搭载的载体不同，相互独立存在，智能发生和发挥作用的方式也不同，因此发展过程中也存在许多差异。我们对在两种智能发展过程中意义相似的环节分别进行比较，通过总结讨论其相似性和差异性来探讨智能发展的本质。

1. 基本智能的形成

作为两种智能形式的主要载体，个体的大脑和计算机的中央处理器（central processing unit，CPU）存在的意义相当，分别是人类智能和人工智能的信息处理中心，是智能发挥作用的中枢。对于大脑来说，感知功能的正常运作，是大脑渐进性发展，赋予大脑正常信息处理的逻辑功能并达到智能基本水平的生理基础；对于计算机而言，算法决定了 CPU 信息处理的逻辑方法，是达到智能基本水平的物质基础。

（1）相似性

1）智能偏向性：同一智能对不同的信息处理结果存在偏向性，对某一些信息输入的处理效果更好。同一个人在不同情况下表现出不同的智能水平，同一算法对于不同的数据形式也反映出不同的判断水平。根据这一特点，发挥个体智能的长处而规避短处，可以帮助我们更好地利用智能。

2）智能个体差异性：信息处理方式的差异决定了智能在个体间的差异性。不同算法因为信息处理方式的不同，即使搭载在相同的 CPU 上，对相同信息输入的处理能力也不相同，不同算法有不同的适用范围和使用效果；类似的是，不同环境生长而导致感知信息输入不同的个体，即使是拥有相同染色体的同卵双生兄弟，对相同外界刺激的反应也存在差异，具有不同的适应性。根据这一特点，发现不同个体信息处理表现最好条件下的信息输入类型，给予其合适的智能工作环境，可以促进智能高效发挥作用。

（2）差异性

1）发展模式差异：因为外界环境的影响因素不同，两种智能发展存在差异。在人类智能的缓慢发展过程中，外界信息的接收主要依靠感知器官。漫长的岁月里，大脑的生理结构逐渐改变，不同类型信息处理的逻辑功能逐渐形成。量变累积的形式是人类大脑的正常生理发展模式，而算法的发展则来源于人类的研发。常常是一种新的算法取代旧算法，算法之间具有不同的信息处理逻辑，质变形式是 CPU 的智能发展模式，其强大的计算能力极大超越了人类智能发展的速度。

2）发展目的差异性：两种智能形式的发展目的不同，个体智能的发展更全面，人工智能的发展更单一。个体智能在发展过程中，长时间接受不同类型的信息刺激，对不同信息的处理功能都在发展，在众多环境下均可以具有较好的信息处理能力；算法的发展更为局限，常常是满足人类某一种信息处理的需要，其理想适用应用范围远远小于个人的智能。

3）信息处理模式差异：两种智能因为适用范围不同而存在信息处理能力范围的差异。大脑具有不同的信息逻辑模式，可处理的信息多种多样，对不同类型信息的输入都拥有较好的处理能力；而算法逻辑思路明确，信息处理模式常常明确而单一。

2. 学习过程的发展

在基本智能水平上，两种智能通过学习得以提高。机器学习相当于个人学习过程的简化压缩，在大量的信息输入过程中丰富了载体的贮存，训练了智能的逻辑能力。

（1）相似性

1）外界的始动作用：学习需要外界信息的灌输。家庭，学校对个人大脑持续的学识灌输，人类对算法反复大量的数据灌输，都是智能学习和训练的前提。

2）内在的促进作用：智能可以根据自己的需要改善信息处理过程提高智能水平。个人学习的自我教育环节中，为了满足自身需要而进行创造，提高自身智能水平；机器学习的强监督学习环节中，算法要将输出的预期值和实际结果相比较，从而反思自身逻辑，提高信息处理的正确率。

（2）差异性：人类智能和人工智能的自主性存在差异。个人智能可以通过自我教育进行创造并不断提高，优秀的自我教育对全人类社会的智能发展同样起到促进作用；而人工智能尚且无法根据接收到的信息进行创造，这与其逻辑思维和接受信息的种类均较单一有着密切关系。

（五）两种智能的相互作用

人类智能是人工智能发展的主宰。每一种新算法和机器学习方法的产生来自于人类智能的自我教育过程；机器学习的大量信息来自于人类接受环境教育和学校教育后的总结、分类、配对。算法和机器学习方法的研发，机器学习过程的优化均离不开人类智能的努力。但是，即使人类智能在持续努力的过程中不断提高人工智能水平，人类智能的局限性也限制了人工智能的发展。

人工智能服务于人类智能。人工智能对个人智能的学习过程存在明显促进作用。算法在经过机器学习获得有效的信息处理能力后，能在处理大量数据后获得高价值的结果信息。这个过程一方面分担了人类繁重的信息处理工作，增加了人们学习其他高价值信息的时间；另一方面也将学到的知识经验分享给人类，丰富人类学识，提高了人类智能。在此我们把人类通过学习人工智能提供的信息而提高智能的过程定义为"智能教育"，毫无疑问，智能教育是一种便捷高效的学习方式。在人工智能进一步的发展中，"智能教育"的不断开展和普及对于人类智能水平的提高具有重要作用。

（六）国家智能发展与国家智能化

国家智能体现了一个国家拥有的智能发展水平，现阶段以人类智能和人工智能为主要构成部分。有效提升个体智能和人工智能水平是国家智能提升的关键。

对于个体智能而言，我们无法通过改变遗传物质来快速提高智能，但我们可以通过改善个体智能的发展过程来促进智能的发展。在早期发现个体生理感知的缺陷并予以有效的治疗，早日研发弥补感知缺失损害的治疗方法，都可以保证智能基本水平的发展；对早期家庭教育重要性的概念普及，相关学校教学方法的进步，对于自我教育的鼓励，都能促使个体智能不断达到更高水平。对于人工智能而言，算法的研发和机器学习过程的改善可以造成人工智能水平质的飞跃。每一次的飞跃，都意味着在人类智能的努力下，人工智能在某一方面应用的巨大进步，国家的智能化水平显著提高，人工智能终将逐步满足人类需求。

国家智能化立足于国家智能，以科技为主题，以人工智能为发展主体，达到科技立国的目的。国家智能化的过程，是智能科技在生活中广泛普及，国家进入科技生活的过程。其提高了医疗水平，促进了教育发展，改善了生活品质，是个体智能全面提升的过程，是人工智能不断发展的结果。个体智能的发展进而又推动了人工智能水平的提高。所以，国家智能化可以促进国家智能的不断发展，两者彼此相互推动，共同促进国家繁荣。

（项毅帆　云东源）